Teresa Rakel · Auguste Lanzenberger
Pflegetherapeutische Gruppen in der Psychiatrie

Pflegetherapeutische Gruppen in der Psychiatrie

planen – durchführen – dokumentieren – bewerten

Von
Teresa Rakel und
Auguste Lanzenberger, München

Mit 36 Abbildungen und 16 Tabellen

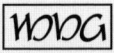

Wissenschaftliche Verlagsgesellschaft mbH Stuttgart 2001

Anschrift der Autorinnen

Teresa Rakel
Auguste Lanzenberger
Lehrerinnen für Pflege
Psychiatrische Klinik des Klinikums
der Universität München
Nussbaumstr. 7
80336 München

Die Deutsche Bibliothek – CIP-Einheitsaufnahme

Rakel, Teresa:
Pflegetherapeutische Gruppen in der Psychiatrie : planen, durchführen, dokumentieren, bewerten / Teresa Rakel, Auguste Lanzenberger. – Stuttgart: Wiss. Verl.-Ges., 2001
  ISBN 3-8047-1878-7

Wenn im vorliegenden Buch von Teilnehmern, Patienten, Pflegenden oder auch von Gruppenleiterin, Beraterin etc. die Rede ist, sind immer männliche und weibliche Pesonen gemeint.

Jede Verwertung des Werkes außerhalb der Grenzen des Urheberrechtsgesetzes ist unzulässig und strafbar. Dies gilt insbesondere für Übersetzung, Nachdruck, Mikroverfilmung oder vergleichbare Verfahren sowie für die Speicherung in Datenverarbeitungsanlagen.

© 2001 Wissenschaftliche Verlagsgesellschaft mbH, Birkenwaldstraße 44,
70191 Stuttgart
Printed in Germany
Satz: Primustype Robert Hurler GmbH, Notzingen
Druck + Bindung: Kösel, Kempten
Umschlaggestaltung: Atelier Schäfer, Esslingen, unter Verwendung eines Fotos von Harald Haller, München

Geleitwort

Die Pflegeberufe haben in den letzten Jahren einen geradezu dramatischen Wandel erfahren. Die Etablierung von Managementstudiengängen an Fachhochschulen sowie die Ausbreitung der Pflegewissenschaften sind die äußeren Zeichen einer Entwicklung, die eine zunehmende Professionalisierung dieses Berufes im Gesundheitswesen signalisieren.

Nicht zuletzt die Qualität der Veröffentlichungen demonstrieren auch nach außen das fachliche Niveau eines Berufes. In sehr anschaulicher Weise wird in der vorliegenden Veröffentlichung der Kompetenzrahmen von Pflegepersonal in der Psychiatrie deutlich. Die Berufserfahrung der beiden Autorinnen spiegelt sich in den verschiedenen Kapiteln eindrucksvoll wider. Gleichzeitig wird deutlich, wie hoch der Stellenwert gerade der Kommunikation mit dem Patienten anzusiedeln ist.

Pflege – und hier ist es gleichgültig, ob es um die Pflege in der Psychiatrie oder in der Somatik geht – ist nicht etwa nur der Lückenfüller für die Arbeiten am und mit dem Patienten, die andere Berufsgruppen nicht (mehr) leisten wollen, sondern Pflege entwickelt eigene Konzepte. Dabei wird folgerichtig der Weg zu einer ganzheitlichen Sichtweise des Menschen gewählt.

Möge das Buch von Teresa Rakel und Auguste Lanzenberger vielen Pflegenden Anregung und Ansporn sein.

München, im April 2001

Pflegedirektor, Peter Jacobs
Klinikum der Universität München

Teresa Rakel

Jahrgang 1950

Krankenpflegeexamen 1971. Berufstätigkeit und Weiterbildung in der Schweiz zur Fachkrankenschwester für Intensiv und Anästhesie, in Deutschland zur Krankenschwester für Psychiatrie. Weiterbildung zur Lehrerin für Pflege und Ausbildung in Supervision. Berufstätigkeit an Krankenpflegeschulen und Altenheimen.

Seit 1995 Interne Prozessbegleitung an der Klinik und Poliklinik für Psychiatrie und Psychotherapie sowie Dozentin in der Innerbetrieblichen Fort- und Weiterbildung des Klinikums der Universität München, Innenstadt (LMU). Dozentin und Praxisanleitung in der Fachweiterbildung für Psychiatrische Pflege des Klinikums der LMU München.

Seit 1990 nebenberuflich tätig als Dozentin und Supervisorin in sozialen Einrichtungen und Weiterbildungsinstituten.
Autorin von diversen Fachartikeln, hauptsächlich zu Kommunikations-, Organisations- und Managementthemen.

Vorstandsmitglied des „Fördervereins zur Gründung einer Pflegekammer in Bayern".

Auguste Lanzenberger

Jahrgang 1953

Krankenpflegeexamen 1973. Berufstätigkeit und Weiterbildung zur Krankenschwester für Psychiatrie. Weiterbildung zur Lehrerin für Pflege.
Berufstätigkeit an Krankenpflegeschulen.
Übungsleiterin für Progressive Muskelentspannung nach Jacobson (SKA)
Trainerin für Mentale Aktivierung, Lizenz C (GFG)

Seit 1996 Leitung der Fachweiterbildung für Psychiatrische Pflege, München sowie Dozentin in der Innerbetrieblichen Fort- und Weiterbildung des Klinikums der Universität München, Innenstadt (LMU).

Seit 1999 nebenberuflich tätig als Dozentin und Trainerin in sozialen Einrichtungen und Weiterbildungsinstituten.

Vorwort

Die Organisationsstrukturen im Gesundheitswesen haben sich verändert, die Ansprüche an das Pflegepersonal sind enorm gewachsen und damit auch die Forderung nach qualifizierter Fort- und Weiterbildung. Seit der **Psychiatrie-Enquete** 1975 hat die Psychiatrie eine große Veränderung erfahren und ist seither zu einer bedeutenden Fachdisziplin in der Medizin gewachsen. Der Ausbau der gemeindenahen Psychiatrie verstärkte die Enthospitalisierung und unterstützte die Entwicklung dieser Einrichtungen. Im weiteren Verlauf sind für die verschiedenen Berufsgruppen neue Aufgabenfelder entstanden. Die berufliche Sozialisation der Pflege hat gerade innerhalb der Psychiatrie eine deutlich positive Entwicklung genommen und dadurch neue Perspektiven eröffnet. Im Gegensatz zu kustodialen, traditionsgebundenen Strukturen haben die Pflegenden heute eine nahezu gleichberechtigte Rolle im Therapeutischen Team. Eine der erweiterten Aufgaben ist die Leitung von Patientengruppen. Auch die Betreuung von Tagesstätten, ambulanten psychiatrischen Diensten und Kriseninterventionszentren erfordern von den Pflegekräften ein neues berufliches Selbstverständnis und höhere Anforderungen an ihre fachlichen Kompetenzen.

Für die Pflege gilt: Die Entwicklungen, die durch die Psychiatriereform 1975 in Gang gesetzt wurden, anzunehmen und voranzutreiben. Sich zu verschließen würde bedeuten, in die Bewahrer- und Aufpasserfunktion ohne fachlich hohen Anspruch zurückzufallen. Das hätte, berufspolitisch gesehen, fatale Folgen. Die Pflege muss ihrerseits erweiterte Betätigungsfelder in der psychiatrischen Gesundheitsversorgung erschließen und den Mut haben, neue Ideen zu entwickeln und umzusetzen. Dabei ist die Arbeit mit Patientengruppen ein Teil der psychiatrisch-pflegerischen Intervention und trägt wesentlich zur gesundheitsorientierten Lebensführung der Menschen bei.

Unser Ziel: Die Professionalität der Pflegenden in der Gruppenleitung zu unterstützen und den verantwortlichen Umgang mit Patientengruppen zu fördern. Erfahrungen sowohl aus Unterrichten im Rahmen der psychiatrischen Fachweiterbildung und aus Seminaren zur psychiatrischen Pflegepraxis als auch Empirien aus der Anleiterpraxis ergaben, dass Pflegende zwar Gruppen leiten, dass jedoch eine große Unklarheit über das „richtige" Verfahren herrscht. Die Reaktionen der Teilnehmerinnen auf unsere Seminare und die große Nachfrage nach „Rezepten" und Standards überzeugte uns: Mit diesem Buch wird die Vielfalt der Gruppenlandschaft überschaubar und für unsere Kolleginnen in der Berufspraxis zugänglich. Sie können hiermit ihrem Auftrag gerecht werden und es als wertvolle Ergänzung zur Fort- und Weiterbildung einsetzen. Wir möchten unsere Kolleginnen und Kollegen mit der Praxis der Gruppenleitung vertraut machen und sie dabei unterstützen, weiter in ihrer beruflichen Professionalisierung fortzuschreiten.

Das Skript dieses Buches ist durch viele Hände gegangen, viele Köpfe haben sich mit seinem Inhalt beschäftigt – das Ergebnis halten Sie in den Händen. Unser Dank gilt daher all den Menschen, die uns durch ihre Rückmeldung, Ideenbeiträge und Ermutigungen unterstützt haben. Verschiedene Personen verdienen besondere Würdigung, weil ihr Beitrag eine hohe Eigenleistung voraussetzte: Wir danken den Teilnehmerinnen und Teilnehmern der Fachweiterbildung für psychiatrische Pflege an der Klinik für Psychiatrie und Psychotherapie des Klinikums der Universität München. Insbesondere Claudia König, Carola Rinne, Michael Metzger, Kay Ehrig und Roswitha Eder, die uns ihre Facharbeiten überlassen haben. Ebenso bedanken wir uns bei den Pflegenden der Station C 4 der o. g. Klinik, die uns einen umfassenden Einblick in ihre Gruppenarbeit mit suchtkranken Menschen gewährten und uns ihr Gruppenkonzept zur Verfügung stellten.

Wir bedanken uns bei dem Pflegebereichsleiter, Peter Hottner, der dieses Buch mit seinen Erfahrungen ergänzt hat. Herzlichen Dank auch dem Pflegedirektor des Klinikums der Universität München, Peter Jacobs, der uns mit seinen Erfahrungen als Autor zur Seite stand, und für sein freundliches Geleitwort.

Besonderer Dank gilt auch unserer Lektorin Andrea Häberlein; ihre Beratung, liebevolle Betreuung und ermutigende Rückmeldungen war uns eine große Hilfe.

Für Anregungen und kritische Kommentare unserer Leserinnen und Leser sind wir stets offen und nehmen sie gerne entgegen.

München, im April 2001　　　　　　　　　　　　　　　　　　　　　Teresa Rakel
　　　　　　　　　　　　　　　　　　　　　　　　　　　　　Auguste Lanzenberger

Inhalt

Geleitwort V

Vorwort VII

1 Einleitung 1

2 Professionalität in der Gruppenleitung 3
  2.1 Positionierung der Pflege in Psychiatrischen Institutionen 3
      2.1.1 Pflegende als Experten im Alltag 6
      2.1.2 Berufspolitische Bedeutung pflegetherapeutischer
            Gruppenarbeit 8
  2.2 Gruppenarbeit begründet über ausgewählte Pflegemodelle 12
      2.2.1 Interaktionsmodell nach Hildegard Peplau 12
      2.2.2 Selbstpflegemodell nach Dorothea Orem 15
  2.3 Milieugestaltung 16
      2.3.1 Milieutherapeutische Wirkfaktoren und ihre Bedeutung
            für die Gruppenleitung 16
            2.3.1.1 Partizipation 17
            2.3.1.2 Offene Kommunikation 18
            2.3.1.3 Soziales Lernen (Reflexion, Lernen am Modell und
                    Aktivierung) 19
            2.3.1.4 Leben in der Gemeinschaft 22
      2.3.2 Anwendung der 5 Milieutypen nach E. Heim und deren
            Bedeutung für die Gruppengestaltung 23
            2.3.2.1 Das strukturierende Milieu 23
            2.3.2.2 Das equilibrierende Milieu 23
            2.3.2.3 Das animierende Milieu 24
            2.3.2.4 Das reflektierende Milieu 24
            2.3.2.5 Das betreuende Milieu 25
      2.3.3 Zusammenfassung 26
  2.4 Materialien zur Koordination von Gruppen 26
      2.4.1 Planung 27

	2.4.2 Vorbereitung	28
	2.4.3 Durchführung	29
	2.4.4 Nachbereitung	30
	2.4.5 Evaluation und Reflexion	30
2.5	Dokumentation des Gruppengeschehens	30
	2.5.1 Ziel und Zweck der Dokumentation	42
2.6	Gruppenlandschaft in der psychiatrischen Pflege	43
	2.6.1 Milieutherapeutische Gruppen	43
	2.6.2 Psychoedukation in Gruppen	66
	2.6.3 Angehörigengruppe	91
	2.6.4 Zusammenfassung	93

3 Interaktion und Beziehung ... 95

- 3.1 Verhalten in Gruppen ... 96
- 3.2 Zwischenmenschliche Kommunikation ... 98
- 3.3 Beziehungen gestalten ... 99
  - 3.3.1 Persönliche Grundlagen ... 99
  - 3.3.2 Voraussetzungen zur Vertrauensbildung ... 100
  - 3.3.3 Beziehungen im Miteinander ... 101
- 3.4 Konflikte in der Gruppe ... 101
- 3.5 Einfluss von Werten, Normen und Einstellungen ... 102
  - 3.5.1 Kultur bestimmt das Zusammenleben ... 102
  - 3.5.2 Die Welt des Anderen ... 104
  - 3.5.3 Verstehen ist die Basis des Zusammenlebens ... 105
  - 3.5.4 Werte und Normen bestimmen Handlungen ... 106
  - 3.5.5 Wertschätzung vermittelt Sicherheit ... 107
- 3.6 Gruppenkultur und dynamische Prozesse ... 108

4 Moderation von Patientengruppen ... 111

- 4.1 Allgemeine Techniken ... 111
  - 4.1.1 Plenum ... 111
  - 4.1.2 Kleingruppe ... 112
  - 4.1.3 Techniken zur Motivationsförderung ... 113
  - 4.1.4 Rollenspiel ... 122
- 4.2 Motivierendes Verhalten der Gruppenleitung ... 124
- 4.3 Umgang mit krankheitsbedingten Störungen in Gruppen ... 127
  - 4.3.1 Umgang mit „Vielrednern" ... 127

4.3.2	Umgang mit „Schweigern"	130
4.3.3	Beginnen einer Gruppe	131
4.3.4	Beenden einer Gruppe	132
4.3.5	Feedback	135

5 Rolle der Gruppenleitung 137
5.1 Rollenverständnis 138
5.2 Führungsstile 140
    5.2.1 Der autoritäre Führungsstil 141
    5.2.2 Der Laisser-faire-Stil 143
    5.2.3 Der demokratische Führungsstil 143
5.3 Rolle des Teams 144
5.4 Rolle des Patienten und seiner Angehörigen 147

6 Der Weg zur Meisterschaft 149
6.1 Leitungskompetenz 149
    6.1.1 Kompetenzerwerb 151
    6.1.2 Kompetenzzuwachs 155
6.2 Praxisberatung, Anleitung und Supervision 156
    6.2.1 Kollegiales Coaching 156
        6.2.1.1 Argumente für das kollegiale Coaching 158
        6.2.1.2 Persönliche Bedingungen zur interkollegialen Beratung 158
        6.2.1.3 Bedeutung der Gefühlswelten im kollegialen Coaching 160
        6.2.1.4 Lernfortschritte sichtbar machen 160
        6.2.1.5 Das Gespräch im kollegialen Coaching 163
6.3 Supervision 167

7 Der Weg ist das Ziel 171

Literaturverzeichnis 173

Sachverzeichnis 175

1 Einleitung

Das Thema **pflegetherapeutische Gruppenarbeit** wird hier auf das praktische Vorgehen bei der Vorbereitung, Planung, Durchführung und Evaluation von Patientengruppen in **psychiatrischen** und **gerontopsychiatrischen** Einrichtungen ausgerichtet. „Von der Praxis für die Praxis" heißt, dass die meisten Vorschläge aus der eigenen „Werkstatt" hervorgegangen und teilweise schon sehr lange erfolgreich durchgeführt werden. Neben allgemeinen berufspolitischen Hintergründen wird auch die Begründung für die Gruppenarbeit anhand der **Pflegemodelle** der Pflegetheoretikerinnen Dorothea Orem und Hildegard Peplau aufgezeigt. Alle Aussagen zur Position der pflegerischen Gruppenarbeit in den verschiedenen psychiatrischen Einrichtungen stützen sich auf eigene empirische Beobachtungen und Ergebnisse aus eigens zu diesem Buch durchgeführten Befragungen.

Die **Milieugestaltung** nimmt einen wesentlichen Raum ein, da sie dem pflegerischen Auftrag in der Psychiatrie am nächsten kommt. Das zeigt sich besonders in der Anwendung der **fünf Milieutypen** und deren Wirkfaktoren.

Es werden eine Reihe von **Materialien zur Koordination** von Gruppen vorgestellt, die in anschaulicher Weise das Vorgehen, beginnend von der Vorbereitungsphase bis hin zur Dokumentation des Gruppengeschehens darstellen.

Den Schwerpunkt stellt die Vielfalt in der psychiatrischen Gruppenlandschaft dar: Zum einen werden verschiedene **milieutherapeutische Gruppen**, zum anderen die Besonderheit ausgewählter **psychoedukativer Gruppen** beschrieben.

Im Kapitel **Interaktion und Beziehung** wird das Verhalten in Gruppen allgemein behandelt und gibt Einblick in die Kunst der zwischenmenschlichen Kommunikation und Beziehungsgestaltung. Persönliche Grundlagen sowie die Voraussetzungen zum Miteinander, werden in dem Beitrag zu **Konflikten in der Gruppe** eingehend behandelt. Der **Einfluss von Werten, Normen und Einstellungen**, die das Zusammenleben in Gruppen bestimmen, führt in die „Welt des Anderen", wohl wissend, dass dessen Werte und Normen die Handlungen eines Menschen bestimmen.

Die Darstellung der **Moderationsmöglichkeiten** in den Patientengruppen und dazu die allgemeinen Techniken bietet praktische Hinweise u. a. für den Umgang mit „schwierigen Patienten".

Die Erfahrung zeigt wie wichtig es ist, einige Tipps über das **Beginnen** und **Beenden** einer Gruppe zu geben. Auch die **Rolle der Gruppenleitung** verdient große Aufmerksamkeit, denn ihr Rollenverständnis steht in engem Zusammenhang mit ihrem praktizierenden Führungsstil.

Die **Rolle des Teams** wird genauso ernst genommen wie die **Rolle des Patienten** und seiner Angehörigen. Veranstaltungen, Presseberichte und viele öffentliche Aktionen (www. open the door. de) der letzten Zeit haben bewiesen, dass eine Evolution des Bewusstseins aller Beteiligten stattgefunden hat, mit der sich auch die psychiatrische Pflege auseinandersetzen wird.

Das Kapitel **Der Weg zur Meisterschaft** beschreibt die Verbindung, die zwischen Erkennen der Möglichkeiten im Alltag und **Können** besteht. **Leitungskompetenz** kann erworben werden – vorausgesetzt die Pflegenden sind bereit, ihren Zuwachs an Kompetenz über **Praxisberatung und Anleitung** oder **kollegiales Coaching** selbstbewusst einzufordern. Hier finden sich Argumente für ein kollegiales Coaching, um so die eigenen Lernfortschritte sichtbar zu machen.

Letztendlich kommt es darauf an: „**Der Weg ist das Ziel**"!

2 Professionalität in der Gruppenleitung

2.1 Positionierung der Pflege in Psychiatrischen Institutionen

Je nachdem aus welcher Fachdisziplin der Begriff „Gruppe" gesehen wird, trifft man auf unterschiedliche Definitionen, egal ob es sich um eine Groß- oder Kleingruppe handelt.

Definition
„Eine Mehrzahl von Menschen, die durch soziale Kontakte (gemeinsame Wertorientierung, Interessen und Zielen) zeitlich relativ beständig miteinander verbunden sind, so dass sie eine soziale Einheit bilden. Jedes Mitglied der Gruppe besitzt eine mehr oder minder eindeutig abgegrenzte Stellung und Aufgabe innerhalb der Gruppe, es ist in seinem Verhalten bestimmten, seiner sozialen Stellung entsprechenden Rollen im Rahmen eines Systems gruppenspezifischer Normen festgelegt. Die Einhaltung dieser Normen unterliegt einer sozialen Kontrolle mit positiven und negativen Sanktionen. Entscheidend für die Gruppen sind ferner das Zusammengehörigkeitsgefühl ihrer Mitglieder (Gruppenbewusstsein), das sich in Solidarität der Eigengruppe gegenüber Fremdgruppen und Kooperation (Gruppenkohäsion) innerhalb der Gruppe sowie einer besonderen Sprache (Gruppensprache oder sogar Gruppenjargon) äußert. Nach der Zahl der Mitglieder werden Groß- und Kleingruppen (soziologischer Gruppenbegriff i. e. S. nicht mehr als ca. 20 Personen) unterschieden.
(…) Die sozialpsychologischen Aspekte der Beziehungen und Interaktionen innerhalb und zwischen Gruppen werden im Rahmen der Gruppendynamik erforscht. Verglichen mit dem Individuum besitzt die Gruppe auf drei Gebieten Leistungsvorteile:
1. bei der Mobilisierung physischer und wirtschaftlicher Kräfte
2. beim Finden von Problemlösungen
3. bei der Festsetzung von Normen des Verhaltens (Bestimmungsleistungen).
Praktische Anwendungen finden die Ergebnisse der Gruppenforschung bei der Zusammenstellung von Arbeitsteams und in der Gruppentherapie." (Brockhaus 1993)

Die Methode, in einer Gruppe zu arbeiten, ist eine Arbeitsform, die aus der Reformpädagogik kommt. Ursprünglich wurde sie als Unterrichtsform in Schulen gefördert.

Besonders bemerkenswert daran ist, dass bei dieser Methode das Einüben von Kommunikation, Kooperation und Eigeninitiative in den Vordergrund gestellt werden.

> Die Reformpädagogik gilt als eine Bestrebung zur Reform von Erziehung in Schule und Unterricht. Durch sie wurden neue pädagogische Konzepte in Form von Arbeitsgemeinschaften, Mitverwaltung und Gruppenunterricht entwickelt. Heute ist diese Methode in der Erwachsenenbildung nicht mehr wegzudenken. Maria Montessori gilt als eine wichtige Vertreterin des Gedankens der Reformpädagogik.

Kerngedanke aller Definitionsversuche zur Gruppe ist: Alle am Prozess beteiligten Personen sollen sich bemühen, im Hinblick auf das therapeutische Ziel dem Einzelnen ein Maximum an sozialen Erfahrungen und Lernmöglichkeiten zu eröffnen.

Voraussetzung dazu ist eine „demokratische" Ordnung mit interdisziplinärer Teamarbeit im Sinne des therapeutischen Teams sowie freie Kommunikation, Kooperation und Information auf allen Ebenen. Die Entwicklung therapeutischer Gemeinschaften in der deutschen Psychiatrie begann Anfang der 50er Jahre und „... basierte auf der Erkenntnis, dass diese natürlichen Gruppen in jedem Falle einen Einfluss auf das Befinden und die Entwicklung der Patientinnen und Patienten, ja sogar auch auf die Motivation und „Moral" des Personals hatten. Sie konnten sich hemmend, destruktiv, aber auch therapeutisch auswirken." (Christ/Hoffmann-Richter 1997)

Eine Vielzahl der heute bestehenden Therapien finden in Form von Gruppentherapien statt. Alle haben das gemeinsame Ziel, psychische Fehlentwicklungen zu beheben und soziale Beziehungen zu verbessern.

Der Mensch ist ein Gruppenwesen: Angefangen mit seiner Primärgruppe, der Familie, verinnerlicht ein Mensch seine Erfahrungen und seine Lebensgeschichte. Die Gruppen in der psychiatrischen Krankenpflege unterscheiden sich von herkömmlichen Arbeitsgruppen lediglich dadurch, dass es sich hier um die Arbeit mit psychisch kranken Gruppenteilnehmern handelt. Der Zweck der Patientengruppen liegt in erster Linie im Neu- oder Wiedererwerb alltagspraktischer Fähigkeiten und stellt einen wesentlichen Teil in der Milieugestaltung innerhalb der therapeutischen Teamarbeit dar. Damit ist die pflegetherapeutische Gruppenarbeit eines der Lernfelder für den psychisch Kranken. Die Bedeutung einer Krankensschwester wird hier offensichtlich.

Eine weitere Besonderheit der psychiatrischen Patientengruppen liegt darin, dass sich die Patienten auf der Station als Gemeinschaft einer Großgruppe sehen müssen. Aus dieser Großgruppe heraus werden immer wieder Kleingruppen gebildet im Rahmen des pflegetherapeutischen Angebotes der Station. Die Zusammensetzung dieser

Kleingruppen ändert sich fortlaufend und weist selten die gleichen Teilnehmer über einen längeren Zeitraum auf. Das hat zum einen Auswirkungen auf die Gruppendynamik und zum anderen auf die Art und Weise wie diese Gruppen geleitet werden. Die Dynamik innerhalb der Patientengruppe dient in hohem Maße der Stärkung von Beziehungen; dabei spielt es eine große Rolle welchen „Platz" der Patient einnimmt bzw. von der Gruppe zugewiesen bekommt (s. Kap. 3). Man könnte annehmen, dass sich ein „Wir-Gefühl" unter den Patienten meist nur aufgrund des gemeinsamen Krankseins und des Ausgeliefertseins an eine medizinische Instanz entwickelt. Unterschiedlichste Ansprüche und Wünsche stoßen aufeinander und können den Gruppenprozess sowohl positiv beeinflussen als auch ein Gemeinschaftsgefühl verhindern.

„Nach der unter allen Insassen stattfindenden Fraternisation (Verbrüderung) werden häufig noch differenziertere Bindungen eingegangen. Zuweilen erstreckt sich eine besondere Solidarität auf ein physisch umgrenztes Gebiet, etwa eine Station, deren Bewohner das Gefühl haben, von oben als eine Einheit behandelt zu werden, und sich daher ihres gemeinsamen Schicksals lebhaft bewusst sind."

Weiter heißt es:

„Obwohl es Tendenzen zur Solidarität wie Fraternisiation und Cliquenbildung gibt, sind diese doch begrenzt. Bedingungen, welche die Insassen zwingen, miteinander zu sympathisieren und zu kommunizieren, führen nicht unbedingt zu einer starken Gruppenmoral und Solidarität." (Goffman 1973)

Generell bildet sich jedoch eine erstaunliche Solidarität unter den Kranken, die sich in Form von Mitverantwortung für den Einzelnen bis hin zu Partnerschaften im Sinne von „Mitspielern" zeigt. Diese Ressource kann geschickt genutzt werden, um die Gruppe zu einem aktiven Miteinander zu führen. Immer entsteht ein dynamisches System von Beziehungen unterschiedlichen Werts und Intensität. Die Gruppe dient der Unterstützung erfahrungsbezogenen Lernens. Die Gruppe entfaltet sich als ein Feld, in dem Bedürfnisse wahrgenommen, aber nicht unbedingt erfüllt werden. Patienten schätzen in der Regel die Gruppe als einen Ort, an dem sie Kontakt zu anderen Menschen haben und Freundschaft spüren können, in dem sie die Möglichkeit haben, sich an gemeinsamen Projekten zu beteiligen und Verständnis und Unterstützung zu erleben. Sie lernen ihre Krankheit verstehen und haben Gelegenheit, sich Alternativen im Verhalten anzueignen, die für ein stabiles Leben in der Realität außerhalb der Klinik nützlich erscheinen. Verloren geglaubte Ressourcen werden mobilisiert, und in geschütztem Rahmen lernt der Patient wieder mit anderen zu kommunizieren. Durch Rückkopplung mit der Gruppe erleben die Patienten Bestätigung und empfinden die Vorteile der sozialen Anpassung in einer Gemeinschaft.

2.1.1 Pflegende als Experten im Alltag

Gruppen, die von Pflegenden in der Psychiatrie initiiert und geleitet werden, sind nicht vergleichbar mit psychotherapeutischen oder analytischen Gruppen. Pflegerische Gruppen befassen sich mit Defiziten in der Bewältigung des alltäglichen Lebens und in diesem Rahmen mit den noch verbliebenen Ressourcen eines kranken Menschen. Sie haben damit in erster Linie die Aufgabe, mit den Patienten Bewältigungsstrategien zu entwickeln und diese einzuüben – nicht zu deuten oder zu analysieren. Damit grenzt sich die pflegerische Arbeit von den verschiedenen Therapieformen anderer Bereiche innerhalb der psychiatrischen Institution ab (Tab. 2.1).

Beispiel: Eine von der Pflege geleitete Gesprächsgruppe dient der Alltagsbewältigung in Bezug auf unterschiedliche Bedürfnisse des Patienten. Das Reden über Ängste und Befürchtungen, die bei der Erfüllung einer für sie problematischen Aufgabe auftreten, bedeutet für den Einzelnen eine große Entlastung. Die Patienten erfahren, dass sie nicht alleine sind und das fördert gegenseitiges Verständnis und Rücksichtnahme. Häufig fehlte bereits schon vor dem Klinikaufenthalt die Zugehörigkeit zu einer Gruppe (Vereine, Clubs, Nachbarschaften u. ä.). Innerhalb der Station erfährt der Patient neue Beziehungen und ein Gemeinschaftsgefühl. Der Schwerpunkt pflegerischer Gruppen liegt im *gemeinsamen Tun*.

Tab. 2.1 Abgrenzung der pflegetherapeutischen Gruppenarbeit zu anderen Therapieformen

Pflegerische Gruppen	Therapieformen in psychiatrischen Einrichtungen
Gemeinsames Singen	**Musiktherapie**
- Ablenkung, Lockerung, Wecken von Erinnerungen - wirkt belebend und ausgleichend	Mit Orff-Instrumenten wird in der Gruppe oder in der Einzelarbeit über das Medium Musik ein „tiefer in sich hineingehen", in Gefühle einzutauchen, angeregt. Die Bausteine der Musik (Rhythmus, Klang, Melodie, Dynamik, Form) werden individuell auf die Bedürfnisse der Patienten abgestimmt und eingesetzt, um tiefere Wesensschichten zu erreichen und um Assoziationen zu wecken. Im Spiel werden Dialoge möglich. Die entstandenen Gefühle werden im Anschluss an das Spiel besprochen und die Erkenntnisse in den Alltag übertragen (vgl. Krista-Federspiel et al. 1996)

Tab. 2.1 (Fortsetzung)

Malen und Basteln zur Milieugestaltung	Ergotherapie
- Gemeinsame Dekoration der Stationsräume den Jahreszeiten entsprechend - Aktivierung von Erinnerungen - Ablenkung von der Erkrankung - Erleben einer Tagesstruktur - Fördern von Kreativität - Bestätigung des Selbstwertes durch gelungene Aktivitäten	a) **Beschäftigungstherapie/Kunsttherapie** Über die Arbeit mit verschiedenen Materialien wie Ton, Holz, verschiedenen Farben usw. wird die körperliche Geschicklichkeit gefördert, wird der Kontakt zu eigenen Empfindungen hergestellt, das Ich stabilisiert und der Kontakt zu anderen Menschen aufgenommen. Patienten werden angehalten, Assoziationen zu äußern oder zum nachzudenken angeregt bzw. darüber zu sprechen, was sie während der kreativen Arbeit empfunden haben. b) **Arbeitstherapie** - Ergebnis- und produktorientiert: Als Maßnahme der Rehabilitation dient die Arbeit - Motivation eigenverantwortliche Bedürfnisbefriedigung wird geweckt - Arbeit dient der persönlichen Entfaltung und dem Training der Anpassung und Ausdauer - Gruppenaktivität wird gefördert - Das Training wird stufenweise dem Gesundungsprozess angeglichen
Tanztee, Tanzabend	**Tanztherapie**
- Ungezwungenes Erleben von Gemeinschaft und Musik - Bewegung und Kontakt - Ablenkung von der Erkrankung - Aktivierung von schönen Erinnerungen - Hervorrufen von Gefühlen auf nonverbalem Weg	- Nach der Analyse der Bewegungsmuster eines Patienten richtet die Tanztherapeutin ihr Handeln aus. - An der Veränderung der Bewegungsabläufe kann sie den Erfolg der Therapie beurteilen. - Beim Tanz werden Gefühle aufgespürt, zugelassen und in Bewegung umgesetzt und anschließend mit der Tanztherapeutin besprochen.

Tab. 2.1 (Fortsetzung)

Pflegerische Gruppen	Therapieformen in psychiatrischen Einrichtungen
Märchengruppe/ Literaturgruppe	Märchenarbeit/Bibliotherapie
<ul><li>Ablenkung vom Krankheitsgeschehen</li><li>Förderung von Erinnerung und damit verbundenen Gefühlen</li><li>Austausch und sich erleben in der Gruppe</li><li>Fördern des Gemeinschaftserlebens</li><li>Herstellen einer hoffnungsvollen Atmosphäre</li></ul>	Psychoanalytische Deutung von „Inneren Bildern", die beim Erzählen von Märchen entstehen (nach C. G. Jung)

> Nicht deuten, sondern beobachten und gestalten ist der Auftrag der Pflege in der Psychiatrie.

2.1.2 Berufspolitische Bedeutung pflegetherapeutischer Gruppenarbeit

In Zeiten der kustodial, in traditionsgebundenen Strukturen geführten Psychiatrischen Krankenhäusern finden wir das Pflegepersonal überwiegend als bewachende, kontrollierende und aufsichtsführende Institution. Ungefähr seit den 60er Jahren werden mit Erfolg, nach skandinavischen und angelsächsischem Vorbild, vermehrt Pflegepersonen in die soziotherapeutischen Maßnahmen einbezogen (Vila 1969). Der Schweizer Psychiatrieprofessor R. Battegay empfahl ebenfalls, das Pflegepersonal mit einer entsprechenden Ausbildung in den psychotherapeutischen Prozess der stationären Therapie einzubeziehen.

Hierzulande hat sich das Verständnis darüber, was psychiatrische Pflege ist, seit der Psychiatrie-Enquete von 1975 zunächst nur langsam gewandelt. Aufgrund der veränderten Strukturen und Mehranforderung in der psychiatrischen Betreuung durch die Pflegepersonen musste die Personalsituation in den Psychiatrischen Kliniken verbessert werden. Das erfolgte 1991 durch Inkrafttreten der Psychiatrie Personalverordnung (PsychPV), wodurch die Aufgaben psychiatrischer Pflege transparenter geworden sind (Jungkunz/Wallner 1996). Angesichts der Veränderungen, die die Psychiatrie-Enquete und die PsychPV mit sich gebracht haben, waren und sind die Fachweiterbildungsstätten gefordert, ihre Curricula entsprechend anzupassen. Mittlerweile beginnt sich das berufliche Selbstverständnis der Pflegepersonen in den Psychiatrischen Kliniken zu verändern: Aus der „Aufsichtsführenden Institution Pflege" entsteht ein selbstbewusster und verantwortungsvoller Teil der Pflege mit eigenständigen Tätigkeiten und Kompetenzen.

Die pflegerische Arbeit im Rahmen psychiatrischer Institutionen hat auch den Auftrag, Patientengruppen effektiv und professionell zu leiten, z. B. solche Gruppen, die den Alltag sowohl innerhalb als auch außerhalb der Klinik gestalten.

Die psychiatrische Pflege im 21. Jahrhundert
Pflegerische Gruppenleitung hat mit Gesundheitserziehung zu tun und wird in Zukunft noch mehr an Bedeutung gewinnen. Wenn man Zukunftsforschern glauben kann, stehen uns tiefgreifende Reorganisationsprozesse bevor. In der Vergangenheit gab es in regelmäßigen Abständen immer wieder Innovationsschübe, die letzten 30 Jahre vor allem in der Informationstechnik. Diese rasante Entwicklung hat den Menschen an die Grenzen seiner Gesundheit gebracht. Die gesundheitlichen und ökologischen Schäden können nicht allein mit neuen und erweiterten Umweltschutzauflagen und Ressourcenerschließung beseitigt werden. Leo A. Nefiodow (1999) ist einer der bekanntesten Vertreter der Theorie der langen Wellen und gilt als einer der angesehensten Vordenker der Informationsgesellschaft. Er wittert im Gesundheitswesen die Megabranche der Zukunft, vor allem im Bereich der psychischen Gesundheit:

„... die Emanzipation der Psyche bildet da keine Ausnahme. Auch noch im späten 20. Jahrhundert ist die Bewegung wegen ihrer Maßlosigkeit außer Kontrolle, und Maßlosigkeit im Umgang mit dem Innenleben führt unweigerlich zu seelischen Störungen und Erkrankungen. Der riesige Drogenmarkt, der Zerfall der Familien, der Verfall der bürgerlichen Werte, die Verdrängung der christlichen Kirche, die weltweite Ausbreitung von Kriminalität, Neurosen und Depressionen sind Auswirkungen der außer Kontrolle geratenen Psyche." (Nefiodow 1999)

Nefiodow beschreibt u. a. wie die Wissenschaft Medizin die Psyche aus dem Blickfeld des Arztes verloren hat. Aus einer ursprünglichen Kunst, ein Leben gesund zu erhalten, ist eine naturwissenschaftliche Disziplin geworden. Nefiodow bezeichnet dies als einen reduktionistischen Prozess, der auch in anderen Bereichen der Gesellschaft zu finden ist: „... ging der Medizin das Wissen über den Zusammenhang zwischen Körper, Seele und Geist weitgehend verloren. Psychosomatik, Psychiatrie, Psychologie und die meisten Psychotherapien, die diese Lücke im späten 20. Jahrhundert zu schließen beginnen, stoßen jedoch an Grenzen, weil sie den Zusammenhang zwischen Seele und geistlichem Leben zu wenig beachten."

Es ist sehr wahrscheinlich, dass das 21. Jahrhundert im Bereich der psychosozialen Gesundheit mehr und mehr Kompetenzen fordert. Demzufolge wird die Gesundheitspolitik an den Leistungen der psychiatrischen Pflege sehr interessiert sein – eine große Chance, sich in der sozialpsychiatrischen Arbeit weiter zu etablieren. Hierfür müssen spezielle Fähigkeiten der Kommunikation, Sozialkompetenz und Pädagogik ausgearbeitet werden. In der Fachweiterbildung für psychiatrische Pflege sollte ein gezieltes Training in Rhetorik und Konfliktmanagement angeboten werden. Die Konfrontation mit der erweiterten Rolle einer psychiatrisch Pflegenden zwingt beinahe dazu, über erweiterte Qualifikationen nachzudenken. Denn moderne Strukturen und eine veränderte Patientenklientel erfordern Fähigkeiten und Kenntnisse, die weit über die Basisqualifikationen hinaus gehen. Die Leitung von Patientengruppen ist eine Tätigkeit, die bestimmte Schlüsselqualifikationen verlangt.

Die Notwendigkeit zur Professionalisierung im Bereich der Gruppenleitung hat sich bereits in das berufspolitische Denken der Pflegenden verankert. Das zeigt das Ergebnis einer Befragung, welche die Autorinnen im März 2001 in drei Psychiatrischen Kliniken mit 113 Pflegekräften durchgeführt haben: Auf die Frage „Sehen Sie in der Gruppenleitung einen Teil Ihrer pflegerischen Aufgaben?" antworteten ca. 95% der Befragten eindeutig mit Ja. Und immerhin 50% schätzten den positiven Einfluss auf die berufspolitische Entwicklung mit 50–80% ein.

Gespräche mit Pflegepersonen zeigen, dass Zweifel bestehen, ob die Gruppenarbeit, die von Pflegekräften durchgeführt wird, tatsächlich einen therapeutischen Nutzen hat. Über deren Wirksamkeit liegen den Autorinnen bislang keine Untersuchungen oder wissenschaftliche Studien im deutschsprachigen Raum vor. (Sollten Leserinnen gegenteilige Informationen haben, mögen sie diese bitte über den Verlag an die Autorinnen weitergeben.)

Trainingsprogramme im Bereich der alltagspraktischen Fähigkeiten eines psychisch kranken Menschen machen durchaus Sinn – das bestätigen die Pflegenden, die diese Aufgabe im Einzeltraining und mit Patientengruppen verantwortlich durchführen.

Berufspolitisch interessant ist auch, dass der Einsatz von Psychiatriepflegekräften in den ambulanten und komplementären Diensten (Sozialpsychiatrischer Dienst, Wohngemeinschaften, Ambulanzen, Krisenzentren) gewünscht wird. Dies zeigt eine Studie der Robert Bosch Stiftung zum Thema „Psychiatrische Pflege im ambulant-komplementären Bereich": „...Im Sinne einer breit gefächerten Weiterbildung, die für ganz unterschiedliche Aufgaben und Tätigkeitsbereiche qualifizieren soll, ist jedoch der Erwerb entsprechender Kompetenzen sinnvoll und notwendig. Vermittelt werden sollten demnach Fähigkeiten zur (m): Gruppenarbeit, Krisenmanagement,

Milieugestaltung, Case-Management, Psychoedukative Arbeit, Angehörigenarbeit." (Hoffmann 2001)

Die erhöhte Vielfalt bei den psychischen Störungen und die damit verbundene Leistungsverdichtung für die Pflege kann also nur mit einem ausgeprägten Management konstruktiv gemeistert werden.

Ausbildung

Mit der Neufassung des Krankenpflegegesetzes 1985 wurde der Praxiseinsatz in der Psychiatrie für Berufsfachschülerinnen verpflichtend. Die Krankenpflegeschülerin hat zu Beginn meist große Probleme, die psychiatrische Pflege als Krankenpflege anzuerkennen; auch die Gruppenleitung durch eine Krankenschwester ist ihr fremd. Auf den ersten Blick findet sie im Tätigkeitsspektrum der psychiatrischen Pflegekraft nichts Vergleichbares mit der ihr vertrauten somatischen Pflege. Doch der Kompetenzerwerb bei der Beziehungsarbeit mit Patienten bildet die Grundlage für die Entwicklung der Beziehungsgestaltung der Berufsfachschülerin zum Patienten und beeinflusst ihre pflegerische Haltung insgesamt positiv. (Rakel 1997)

Weiterbildung

Die Inhalte einer modernen Weiterbildung für Psychiatrische Pflege werden unter Fachleuten fortlaufend diskutiert. Die kontinuierlich steigenden Anforderungen sowie die Zugangsvoraussetzungen sind anspruchsvoller geworden. Beispielsweise werden zum Thema „Gruppenarbeit in der Psychiatrischen Pflege" 80–100 Stunden Unterricht innerhalb der Fächer Psychologie und Pflege vermittelt (laut einer Umfrage während des bundesdeutschen Treffens der Weiterbildungsleiter). Spezifische Kompetenzen für Aufgabenbereiche der Pflege gehören inzwischen zum Weiterbildungsprogramm: „Die Weiterbildungsteilnehmer sollten die einzelnen Schritte einer Gruppenarbeit (…) erfassen. Die Teilnehmer sollten weiterhin grundlegende und häufig wiederkehrende Situationen und Probleme in der Gruppenarbeit (…) und deren theoretische Erklärungsansätze kennenlernen und den praktischen Umgang üben. Ziel ist es nicht, die zukünftigen Fachpflegekräfte zu Gruppentherapeuten auszubilden, sondern ihnen hinreichendes Wissen und Handlungskompetenz zu vermitteln, damit sie häufig auftretende, schwierige Gruppensituationen meistern können." (Hoffmann 2001)

Durch eine qualifizierte, gezielte und praxisnahe Schulung und Anleitung ist die Krankenschwester eine gleichberechtigte Partnerin im multidisziplinären Team geworden (Abb. 2.1).

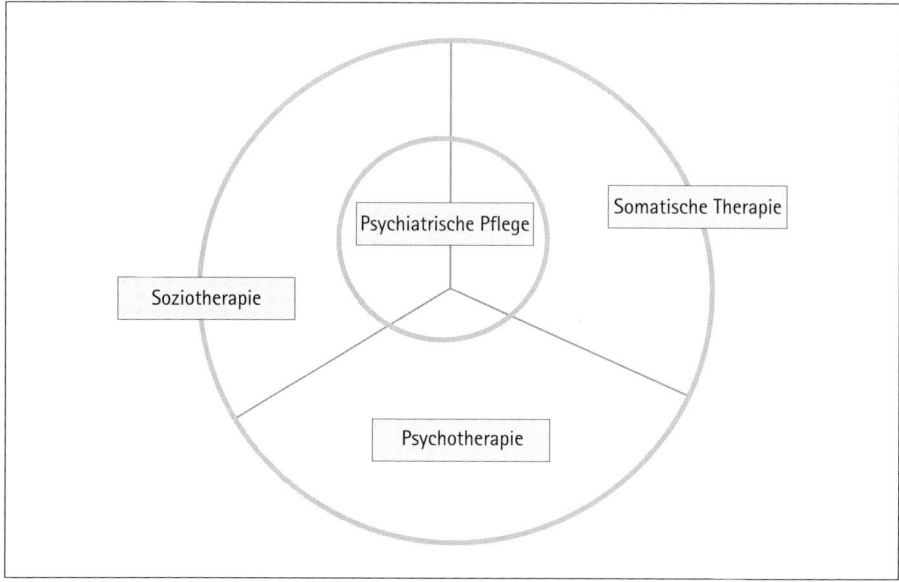

Abb. 2.1 Einbettung der Pflege in das therapeutische Team (nach Abderhalden 1986)

2.2 Gruppenarbeit begründet über ausgewählte Pflegemodelle

2.2.1 Interaktionsmodell nach Hildegard Peplau

Hildegard Peplau arbeitete als Krankenschwester in der Psychiatrie. 1949 entwickelte sie ihr Interaktionsmodell (Interpersonal relations in nursing), das erstmals 1952 in Amerika veröffentlicht wurde.

Sie definiert Pflege u. a. als einen absichtsvollen Prozess, in dem die Pflegende ihr Selbst als eine edukative und Reife bewirkende Kraft gegenüber dem Patienten einbringt (vgl. G. Walter 1996). Die Gruppenleitung erfordert von den Pflegekräften ein pädagogisches Gefühl und die Fähigkeit, Lernprozesse anzustoßen. Viele der psychoedukativen Gruppen ähneln einer Unterrichtsstunde.

Nach Hildegard Peplau nimmt die Pflegeperson verschiedene Rollen im Laufe der Patienten-Pflege-Beziehung ein. In Bezug auf die Gruppenleitung heißt das, dass die Krankenschwester während der Durchführung einer Gruppe gleichzeitig verschiedene Rollen einnehmen kann:

- der Fremden
- der Person als Ressource
- als Lehrerin
- als Führungsperson
- als Ersatzperson
- als Beraterin.

In der **Rolle der Person als Ressource** informiert die Pflegeperson über die Ziele der Gruppe und die Bedeutung für die Gesundheitsförderung der Patientin.

Die **Rolle als Lehrerin** übernimmt sie, wenn sie Kochbücher bereitstellt, gemeinsam mit den Patienten die Rezepte vergleicht, Anregungen gibt, die Einkäufe initiiert und die Vorbereitungen durchspricht.

Mit der **Rolle als Führungsperson** beginnt und beendet sie die Gruppe, sie teilt die Aufgaben ein und koordiniert die Abläufe. Dabei bezieht sie im demokratischen Stil die Patienten mit ein. In der Abschlussrunde spricht sie Anerkennung aus und bestätigt positive Selbsteinschätzungen der Patienten.

Die **Rolle als Ersatzperson** übernimmt sie beispielsweise bei einer jungen Patientin, der sie anstelle deren Mutter praktische Tipps gibt, oder bei einer älteren Patientin, der sie das Gefühl gibt, mit ihrer Tochter zu kochen.

Die **Rolle als Beraterin** ist für Peplau die wichtigste: Sie ist die Reaktion auf die von Patienten geäußerten Wünsche und Bedürfnisse. Im Fall der Kochgruppe könnte die Pflegekraft beratend für die Erstellung preisgünstiger und kalorienreduzierter Mahlzeiten zur Verfügung stehen. Die Beratung kann den Umgang mit den Einschränkungen in allen Lebensaktivitäten einschließen.

Die vier Phasen der Pflege-Patienten-Beziehung

Weiterhin beschreibt Peplau vier Phasen der Pflege-Patienten-Beziehung. Diese können während eines Krankenhausaufenthaltes in der Möglichkeit der Nutzung von Gruppen dargestellt werden.

1. In der **Orientierungsphase** steht die Klärung der Situation und der Bedarf an Hilfe und Unterstützung im Vordergrund. Die Patienten sind noch nicht in der Lage, von einem Gruppengeschehen zu profitieren.
2. In der **Identifikationsphase** beginnt das Lernen am Modell. Der Patient identifiziert sich mit der Pflegekraft und gewinnt in einem Gefühl des Vertrauens die Möglichkeit, seine alten Gefühle wieder zu erleben. In einer Märchengruppe z. B. kann er an die Erinnerungen an seiner Kindheit anknüpfen.
3. Die **Nutzungs- und Ausbeutungsphase** enthält durch die Identifikation des Patienten mit der Pflegeperson noch weiterhin das Lernen am Modell. „Die Nut-

zungsphase stellt sowohl für die Pflegekraft als auch für die Patienten eine Phase dar, in der beide aktiv werden müssen. Sie ist ein notwendiger Schritt für die Weiterentwicklung der Beziehung." (Simpson 1997)
4. In der **Ablösungsphase** kann sich der Patient durch die Übernahme von Verantwortung, Mitentscheid und seiner zunehmenden Autonomie von der Identifikation mit der Pflegeperson lösen und aus der Rolle des Patienten schlüpfen.

Psychologische Aufgaben

Psychologische Aufgaben, die ein Mensch lernen muss, sind: **sich auf andere verlassen, Befriedigung aufschieben, sich selbst identifizieren und partizipieren.** Diese Fähigkeiten sind im Gruppengeschehen zu entwickeln. Pflegepersonen sind als Gruppenleitung darauf sensibilisiert, den Patienten diese Lernvorgänge zu ermöglichen.

Bedeutung der Bedürfnisse nach Peplau

Folgende Bedürfnisse sind bei Hildegard Peplau benannt: **Bedürfnis nach physiologischer Unversehrtheit, Bedürfnis nach Sicherheit, Bedürfnis nach Zuneigung und Anerkennung** und das **Bedürfnis nach Können und neuen Erfahrungen**. Mit dem „sich erleben" im Gruppengeschehen können die Patienten diese Bedürfnisse wahrnehmen und erfüllen. Werden Sie nicht befriedigt, kommt es zu Frustration, später zu Aggression. In der Bearbeitung eines aggressiven Verhaltens beispielsweise in einer Gesprächsgruppe lernen auch die anderen Gruppenmitglieder (am Modell) den Weg zu Problemlösungen. Werden die Bedürfnisse gestillt, so entwickeln sich nach Peplau reifere Bedürfnisse, eine Weiterentwicklung findet statt.

„Peplau versteht Beobachtung, Kommunikation und Dokumentation als im Zusammenhang mit dem interpersonalen Beziehungsprozess eng aufeinander abgestimmte Tätigkeiten. Diese ermöglichen es den Pflegenden zu verstehen und zu untersuchen, was im Kontakt mit den Patienten geschieht." (Walter 1996)

Die interpersonelle Beziehung zwischen Patient und Pflegeperson steht bei Hildegard Peplau im Mittelpunkt. Dieses Modell eignet sich deshalb besonders für die Psychiatrische Pflege und der Aufgabe, die Erziehung und die Weiterentwicklung der Patienten im Gruppengeschehen zu fördern. Der hohe Anspruch an die Pflegenden in Bezug auf ihre Kommunikation (Beratung, Gesprächsführung, Zuhören) und ihre Bereitschaft zu Selbsterfahrung und Selbstreflexion (vgl. Walter 1996) steht im Einklang mit den Fähigkeiten, die eine Gruppenleitung besitzen muss (s. Kap. 3).

2.2.2 Selbstpflegemodell nach Dorothea Orem

Bei Dorothea Orem ist Pflege „... eine Kunst, Dienstleistung, bestimmte Technik, von Pflegenden bewusst ausgewählte und durchgeführte Handlungen zur Unterstützung Einzelner oder Gruppen, ihre eigenen Zustände oder ihre Umwelt zu erhalten oder zu verändern." (Meleis 1999);

„Der Mensch ist normalerweise daran interessiert, für sich selbst Sorge zu tragen. Dazu eignet er sich ganz bewusst Fähigkeiten an und sucht aktiv nach Lösungswegen bei auftretenden Problemen." (Villinger 1999 S. 73)

Selbstpflegeerfordernisse
Der Pflegebedarf eines Menschen erfolgt durch die Einschätzung seiner allgemeinen oder universellen, der entwicklungsbedingten und der krankheitsbedingten Selbstpflegeerfordernisse. Ein Patient selbst bestimmt was und wieviel Pflege er braucht. Dazu benennt Orem die Leistungskomponenten, die einem Menschen zur Verfügung stehen: „... die Fähigkeit, aufmerksam zu bleiben, die Fähigkeit, die Lage und die Haltung des eigenen Körpers wahrzunehmen und zu steuern, die Fähigkeit, vernünftig zu sein und erwachsen zu reagieren, die Fähigkeit, Entscheidungen zu treffen, die Fähigkeit, Wissen zu erwerben und anzuwenden, die Fähigkeit, die geeigneten Selbstpflegehandlungen zum Erreichen eines Zieles auszuwählen, die Fähigkeit, die Selbstpflegehandlungen durchzuführen und in das tägliche Leben zu integrieren, die Fähigkeit, die eigenen Reserven für die erforderlichen Selbstpflegehandlungen einzuteilen, die Fähigkeit, die Selbstpflege geschickt durchzuführen".

Im Geschehen pflegerischer Gruppen werden Inhalte vermittelt, die die Aufmerksamkeit schulen (kognitives Training), die soziale Fähigkeiten fördern, die gekränktes Verhalten ändern durch Wissen über Erkrankungen oder gesunde Lebensweise, die den Patienten helfen, mitzuentscheiden und Verantwortung zu übernehmen. In den unterschiedlichen Anforderungen der einzelnen Gruppen können die Patienten sich selbst einbringen und entsprechend ihre Selbstpflegehandlungen durchführen.

Die fünf helfenden Methoden
Nach Orem kann die Gruppenleitung je nach Selbstpflegedefiziten der Patienten zwischen fünf helfenden Methoden auswählen:
1. Für jemanden etwas tun
2. Jemanden führen und leiten
3. Jemanden unterstützen

4. Eine Umgebung schaffen, die persönliche Entwicklung und die Fähigkeit fördern, erforderliche Handlungen zu vollbringen
5. Jemanden lehren und belehren.

Vergleicht man die Anforderungen der verschiedenen Gruppen an eine Gruppenleitung (Kap. 2.6), findet man diese Methoden wieder. Milieutherapeutische Gruppen sind für Patienten in unterschiedlichen Genesungsstadien geeignet. Es ergeben sich innerhalb einer Gruppenstunde die vielfältigsten Aufgaben, die eine Gruppenleitung erkennen, wahrnehmen und ausführen soll. Orem entwickelte ihr Modell in den 50er Jahren in den USA. Ebenso wie bei Peplau ist dort die pädagogische Aufgabe der Krankenschwester (Edukation) ein wichtiger Bereich in der Pflege.

Die Pflege in Deutschland nähert sich erst in den letzten Jahren der Vorstellung, dass Pflege eine erzieherische und lehrende Funktion hat. Dies wirkt sich allmählich auf die Gesundheitsberatung aus, die mittlerweile auch im Krankenpflegegesetz verankert ist: „...die Ausbildung soll insbesondere gerichtet sein auf: (...) 3. die Anregung und Anleitung zu gesundheitsförderndem Verhalten..." (Harsdorf/Raps 1991)

2.3 Milieugestaltung

2.3.1 Milieutherapeutische Wirkfaktoren und ihre Bedeutung für die Gruppenleitung

„Wir kennen uns selbst im Blick des Anderen." (Plato)

In seinem Buch „Die Praxis der Milieutherapie" bezeichnet E. Heim die Milieutherapie als ein wichtiges therapeutisches Potential, das von entscheidender Bedeutung für den Klinikalltag ist, sofern sie richtig angewendet und ihr Einfluss ausreichend reflektiert wird (Heim 1985). Die Ziele sind soziotherapeutisch ausgerichtet, die Prinzipien wirken therapeutisch (= Wirkfaktoren). Er unterscheidet vier Wirkfaktoren und unterteilt sie in weitere Beschreibungen:
1. Partizipation
2. Offene Kommunikation
3. Soziales Lernen
4. Leben in der Gemeinschaft.

2.3.1.1 Partizipation

Partizipation ist die Beteiligung der Patienten am Krankheitsprozess: Sie wird in Mitentscheid, Mitverantwortung und Autonomie unterschieden:

„**Mitentscheid** meint die Teilnahme einer funktional verbundenen Gruppe an einem Entscheidungsprozess, der ein definiertes Problem innerhalb eines gegebenen Entscheidungsraumes zu lösen versucht." (Heim 1985 S. 15)

Für welchen Kompetenzbereich kann diese Entscheidung getroffen werden?

Beispiel: Im Rahmen der Stationsversammlung sollen Patienten über Aktivitäten, Wochenplan, Patientenämter mitentscheiden. In milieutherapeutischen Gruppen ist es möglich, sie an der Dekoration und Ausschmückung der Räumlichkeiten zu beteiligen und so an der Gestaltung teilhaben zu lassen. Diese Entscheidungsprozesse werden allerdings oft von den noch schwerkranken Patienten nicht ausreichend wahrgenommen. Hier setzt die therapeutische Aufgabe des Teams an: Es muss Entscheidungsprozesse immer wieder stimulieren und dabei erkennen, ob die Patienten bereits in der Lage sind, Mitentscheidungen zu treffen. Dieser Mitentscheid als soziale Fähigkeit kann erworben und gelernt werden.

„**Mitverantwortung** verlangt von den Gliedern einer Gemeinschaft, die berechtigten Bedürfnisse der einzelnen wahrzunehmen, Grundregeln des Zusammenseins zu respektieren und ihre Formulierung durch Mitentscheid erarbeiten zu helfen." (Heim 1985 S. 18)

Mitverantwortung ist als Haltung zu verstehen und drückt die Bereitschaft aus, für das eigene Handeln Verantwortung zu übernehmen. Der Patient soll einen Sinn für die Gemeinschaft entwickeln und daran verantwortlich teilnehmen. Dies wird in Beobachtungen von Patienten deutlich, die sich um kränkere Mitpatienten kümmern und/oder in der Stationsversammlung Aufgaben übernehmen.

Das Team muss darauf achten, dass dem Patienten dabei nicht zuviel zugemutet wird, damit die Verantwortung nicht zur Überforderung führt.

„**Autonomie** umfasst die Möglichkeit zu selbständigem Denken, Fühlen und Handeln; ihre Ermutigung fördert Selbstverantwortlichkeit und Selbstverwirklichung." (Heim 1985 S. 21)

Die Autonomie ergänzt die Faktoren Mitentscheid und Mitverantwortung; sie sind miteinander verbunden. Ein Mensch, der in der Gemeinschaft das Recht auf Eigenständigkeit bekommt, kann auch anderen dieses Recht zugestehen. Diese drei Faktoren wirken einem Rückzug und einer Isolation entgegen. Das kann ein Patient in der Gruppe erleben und sich darin üben – Schritt für Schritt. Er erlebt dabei seine Individualität erneut. Besonders für kränkere Patienten ist es wichtig wie beispielsweise eine Pflegeperson ihre Autonomie lebt und wie sie sich in der Gruppe verhält. Die Pflegende muss sich bewusst sein, dass sie für den Patienten eine Modellfunktion hat.

Woran kann man Autonomie erkennen?

Beispiele: in pünktlichem Erscheinen zur Gruppe, in selbstständiger Ausübung von Körper- und Kleiderpflege, in eigenständiger Durchführung von Außenkontakten und der Gestaltung von Freizeit und Hobby. Hier sind auch gesündere Patienten ein Modell für kränkere Patienten.

Wird vom Team eine zu große Autonomie bei einem Patienten eingefordert, kann es zur Überforderung kommen. Auch hier ist eine reflektierte und dem Patienten angemessene Förderung von Bedeutung.

2.3.1.2 Offene Kommunikation

Im Umgang mit psychiatrischen Patienten fallen deren vielseitige Kommunikationsstörungen auf. Psychotische Menschen sind in ihrer Wahrnehmung beeinträchtigt. Die therapeutische Kommunikation geht auf vielfältige Störungen von psychisch kranken Menschen ein, wie beispielsweise auf die teilweise skurrile Ausdrucksfähigkeit eines psychotischen Patienten und die damit verbundenen Denkstörungen und verlangsamten Entscheidungsprozesse. Das Pflegeteam hat einen wesentlichen Einfluss auf die therapeutische Wirksamkeit der Kommunikation.

„**Informationsaustausch** ist der Vorgang, in dem die Informationsträger den Informationsempfänger alle jene Nachrichten in adäquater Form zukommen lassen, die für die Verständigung in einer gegebenen Situation notwendig sind." (Heim 1985 S. 30)

Der Informationsaustausch ist die Voraussetzung für alle anderen Wirkfaktoren, weil ohne ihn eine Partizipation nicht möglich ist. Soziales Lernen ist eng mit Informationen über die einzelnen Schritte verbunden, also über die Art und Weise eines Vorgehens. „Wissen ist Macht, Information ist Macht", danach wurde im kustodialen System gehandelt, weil nur die Person Informationen bekam, die in der Hierarchie oben stand. In der Milieutherapeutischen Gemeinschaft ist der Austausch von Informationen die Basis für das Zusammenleben im Klinikalltag, sowohl für das Team als auch für die Patienten.

Informationsklarheit. Das Maß und der Inhalt an Information sollte den Kommunikationsstörungen der Patienten angemessen sein. „Klarheit der Information ist dann gegeben, wenn der Informationsträger die zu vermittelnde Nachricht quantitativ wie qualitativ so gestaltet, dass der Informationsempfänger sie aufnehmen und verarbeiten kann." (Heim 1985 S. 33)

Besonders bei den Gruppenangeboten beschreibt Heim: „In ihrer Bedeutung unbestritten sind qualitative Aspekte wie Sachlichkeit der Orientierung und Umfang der Information. Gerade das breite Therapieangebot eines Milieukonzepts mit vielfältigsten Gruppenprozessen macht es notwendig, Sinn und Ablauf der gemeinsamen Veranstaltungen immer wieder neu zu erläutern."

Die Informationswege sind vielfältig zu gestalten, z. B. mündlich im Zweiergespräch, in Teambesprechungen, in Abteilungsbesprechungen. Bei komplizierten sachlichen Inhalten erfolgt die Information schriftlich über schwarzes Brett (Abb. 2.2 a), Informationswand (Abb. 2.2 b), Mitteilungsblätter u. a.

Mit dem **individuellen Ausdruck** kann man sich einem oder mehreren Gesprächspartnern gegenüber inhaltlich und emotional adäquat mitteilen.

Psychiatrische Patienten erwarten Empathie und Ermutigung, um über ihre Erfahrungen zu sprechen. „Nicht wenige Patienten leiden ja gerade daran, dass sie in ihrer gewohnten Umwelt wenig oder kaum beachtet werden. Entsprechend sind sie in ihrem Selbstwertgefühl erheblich gestört." (ebd. S. 35) Hilfreich ist hierbei, in Zweiergesprächen mit dem Therapeuten, der Pflegeperson oder einem Mitpatienten zu üben – dann können die Patienten in der Gruppe erleben, dass sie in der Begegnung mit anderen einen Teil ihrer Entwicklung nachholen und korrigieren können.

Dies gilt ebenso für die Gefühlswelt der Patienten: Hier handelt es sich um Patienten, die keinen Zugang zu ihren Gefühlen haben (schizophrene Patienten und schwere Zwangspatienten). Menschen, die an Suchtproblemen, Borderline-Störungen oder an depressiven Erkrankungen leiden, sehen vieles über eine negativ gefärbte Stimmungsbrille. Für sie ist es wichtig, einen adäquaten Gefühlsausdruck anzustreben. „Entsprechend liegt der Akzent auf den Gruppenvorgängen, auf dem gemeinsamen Erleben und auf der Integration des einzelnen. Demgegenüber muss aber die Individualität des Patienten auch ihre Ausdrucksform finden." (ebd. S. 35)

2.3.1.3 Soziales Lernen (Reflexion, Lernen am Modell und Aktivierung)

Soziales Lernen ist eine der wichtigsten Säulen der Milieutherapie. Je nach Gestaltung des Prozesses findet es sowohl in einem fördernden als auch in einem behindernden Milieu statt. „... im therapeutischen Milieu können relativ klar praktiziert werden: Reflexion – Lernen am Modell – Aktivieren. Diese drei sind logisch miteinander verknüpft: Erst wer sein Verhalten kritisch sichtet, also reflektiert, ist in der Lage, sich an neuen Werten zu orientieren, d. h. geeignete Vorbilder, Modelle auszuwählen. Die Veränderung darf aber nicht auf Einsicht beschränkt bleiben, sondern ist

Milieugestaltung

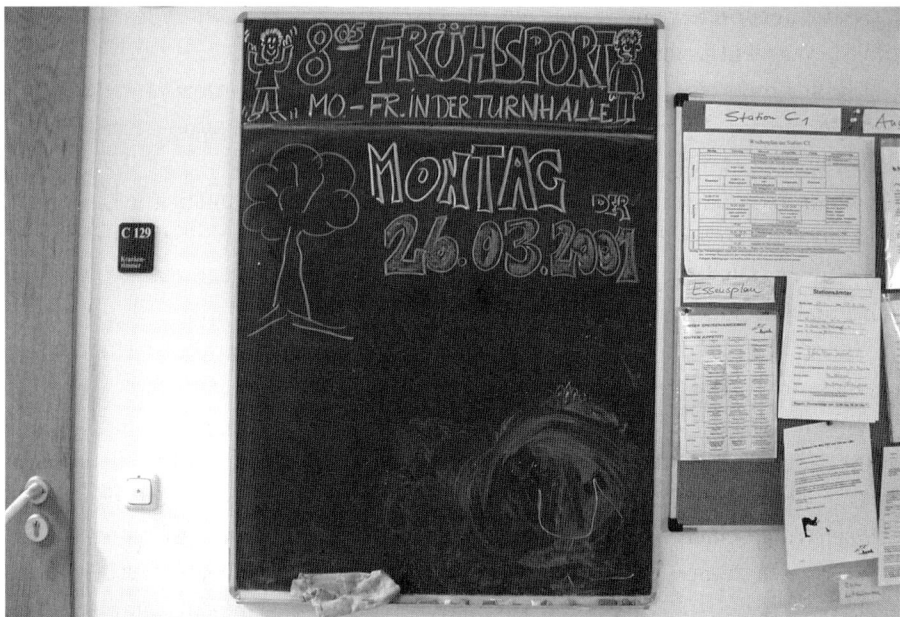

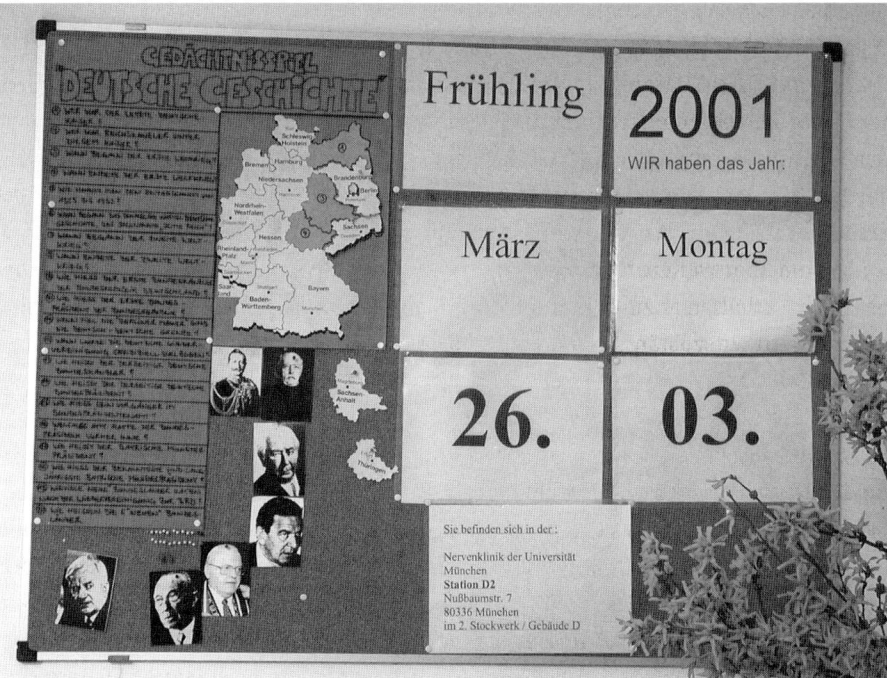

Abb. 2.2 Informationsklarheit am schwarzen Brett (a) und an einer Informationswand (b)

erst dann integriert, wenn auch diese praktisch eingesetzt wird, wenn also die Umsetzung in aktives Handeln gelungen ist." (Heim 1985 S. 43)

„**Reflexion** ist darauf angelegt, die Strukturen der Klinik, die institutionalisierten und spontanen dynamischen Prozesse, das Rollenverhalten von Patienten und Teammitgliedern in grundsätzlicher wie situationsbezogener Art zu überdenken, zu hinterfragen und nötigenfalls zu verändern." (ebd. S. 44) Große Aufmerksamkeit wird auf die Reflexion des Patientenverhaltens oder auf die Beziehung zum Patienten gelegt. Situationen, in denen Reflexion erfolgen kann, sind beispielsweise die Stationsversammlung oder in anderen Gruppen wie z. B. Gesprächsgruppen.

„**Lernen am Modell** ist das (bewusste oder unbewusste) identifikatorische Übernehmen (im Sinne von Imitieren oder Kopieren) von neuen oder bisher blockierten Verhaltensweisen, die an einem Modell als geeignet wahrgenommen werden." (ebd. S. 46). Milieutherapie findet großteils in der Gemeinschaft statt. Insbesondere neu aufgenommene Patienten suchen sich Vorbilder als Modell des eigenen Verhaltens. Je nach Vorgeschichte und Wertsystem suchen sie sich geeignete oder ungeeignete Modellpersonen. Die verantwortlichen Therapeuten müssen diesen Prozess fördern.

„Lernen am Modell ist eine der wirksamsten, verlässlichsten und raschesten Lernmethoden, um neue Verhaltensweisen zu entwickeln oder schwach ausgebildete zu stärken." (Goldstein 1972 in Heim S. 47) Lernen am Modell ist möglich in Gruppensituationen auf der Station, in Verhaltensbeobachtung und in einzelnen Handlungen sowohl von den Patienten untereinander als auch vom therapeutischen Team. Dazu werden einige Grundvoraussetzungen benötigt: So kann die Aufmerksamkeit in Rollenspielen und in Gruppengesprächen gezielt auf ein Vorbild gerichtet sein. Hilfreich ist auch die natürliche Autorität der Teammitglieder, mit der sie im „Abteilungsleben" Vorbilder sind. Eine weitere Voraussetzung ist, dass die Patienten in der Lage sind, das modellhafte Verhalten anzunehmen. Dem gegenüber könnten eine noch akute Psychose und Verwirrtheitszustände stehen. Wird das eigene Verhalten als quälend, ängstigend, erniedrigend erlebt, so könnte dies die Motivation hervorrufen, das eigene Verhalten zu ändern. Die Unterstützung und die Anerkennung der Umwelt für dieses neue Verhalten ist ein wesentlicher Bestandteil für dessen Änderung. Hier liegt eine bedeutende Aufgabe des therapeutischen Teams: durch Ermuntern und Anerkennen die Patienten zu bestärken, die Gemeinschaft auf der Station als Experimentierfeld zu benützen.

In Gruppensituationen bietet sich das Rollenspiel zur Vorbereitung an, diese Verhaltensänderung in der Realität durchzuführen und das Ergebnis in der Gruppe vorzustellen.

„**Aktivierung** ist darauf ausgerichtet, den Patienten nach Maßgabe seiner Persönlichkeit und seiner Krankheit an den Milieuprozessen zu beteiligen und so seine erhaltenen gesunden Funktionen zu unterstützen." (ebd. S. 50) Die Aktivierung steht den regressiven Tendenzen vieler Patienten entgegen. Es muss ein Gleichgewicht zwischen Fordern von Aktivität und Zulassen von Passivität angestrebt werden. Die Aktivierung bezieht sich auf die gesunden Anteile der Patienten, die ihnen die Qualität der selbstständigen Versorgung ihrer Bedürfnisse gewährleisten. „Ferner soll das soziale Interesse der Patienten an der Gemeinschaft und seine soziale Kompetenz in der Gemeinschaft mitzuwirken, wo immer möglich gefördert werden." (ebd. S. 51)

Die Unterscheidung, für welche Patienten welches Aktivitätsverhalten sinnvoll ist, gehört mit zu den Aufgaben der Pflegeperson: Sie kann erkennen, ob ein Patient mit einer schizophrenen Psychose unterstimuliert ist und so die Gefahr von Hospitalismus besteht; oder ob er überstimuliert ist und so der Gefahr einer psychotischen Dekompensation ausgesetzt ist. Bei den meisten Patienten besteht jedoch die Gefahr einer Unterforderung – mit einer engagierten therapeutischen Haltung kann dieser entgegen gewirkt werden. Denn eine lebendig gestaltete therapeutische Gemeinschaft schließt eine hohe Aktivierung ein.

„...in 86 verschiedenen untersuchten Situationsgruppen (Abteilungsversammlungen, Teamsitzungen, Gruppentherapien) konnten ca. 1000 Ereignisse im Sinne der Prinzipien der Therapeutischen Gemeinschaft festgestellt werden. Dies bedeutet, dass im Schnitt alle 5 Minuten von Patienten und Teammitgliedern ein therapeutischer Vorgang i. S. von Milieuprozessen initiiert wurde." (ebd. S. 53 f.)

2.3.1.4 Leben in der Gemeinschaft

Das psychiatrische Krankenhaus ist das soziale Feld, in dem Patienten wie Personal ein Teil der es umgebenden Gesellschaft sind. Der Patient, der in das Krankenhaus kommt, wird mit dem Teil, der gestört ist, seiner sozialen Verantwort enthoben. Partizipation, Kommunikation und soziales Lernen haben ihr Aktionsfeld überwiegend im Gruppenverband, sei dies nun eine Klein- oder Großgruppe. Gemeinsames Ziel ist das Lösen individueller wie kollektiver Aufgaben in dem dazu geeigneten Gruppenverband. Heim unterscheidet dazu folgende Gruppen:

„**Patientenzentrierte therapeutische Gruppen** sind Kleingruppen mit umschriebenem therapeutischen Ziel (z. B. psychoanalytische Gruppen, Gestaltgruppen)." (ebd. S. 67) Im Sinne der pflegerisch-therapeutischen Gruppen können u. a. dazu gezählt werden: die Zeitungsschau, der Ausflug, die Genussgruppe, die Entspannungsgruppe, das soziale Kompetenztraining, das kognitive Training.

„**Gemeinschaftszentrierte Gruppen** sind Großgruppen mit der Zielsetzung, das Gemeinschaftsleben zu garantieren (z. B. Abteilungsversammlung) bzw. Arbeitsgruppen, die auf das Gemeinschaftsleben ausgerichtet sind (z. B. Programmgruppen, Verschönerungsgruppen)." (ebd. S. 67) Hierzu zählen Gruppen, die die Milieugestaltung auf der Station zum Thema Frühling, Ostern, Fasching, Weihnachten, der Tanzabend usw. durchführen.

2.3.2 Anwendung der 5 Milieutypen nach E. Heim und deren Bedeutung für die Gruppengestaltung

2.3.2.1 Das strukturierende Milieu

Das strukturierende Milieu ist das Milieu einer akuten Aufnahmestation: Hier werden erregte, maniforme, stark getriebene und schwer suizidale Patienten behandelt, die der Überwachung und Kontrolle bedürfen. Durch die Schwere der Erkrankung und der Akutphase sind mit diesen Patienten Gruppen nur bedingt durchführbar. Diese Patienten benötigen eher eine Kommunikation in der Zweierbeziehung. Das soziale Lernen steht dann deutlich im Vordergrund, wenn die Wahrnehmung und die Aufmerksamkeitsfähigkeit der Patienten wieder möglich ist. Die Patienten sollten dann so bald als möglich zur Aktivierung wieder in ein für sie angemessenen Milieutyp überwechseln. Am häufigsten findet sich eine Mischform aus strukturierendem und equilibrierendem Milieu.

2.3.2.2 Das equilibrierende Milieu

Das equilibrierende Milieu eignet sich besonders für akut kranke wie erregte schizophrene, maniforme Patienten, akut Suchtkranke, agierende Persönlichkeitsstörungen usw. Diese Patienten finden sich auf einer Aufnahmestation und auf Stationen mit akut Drogen- und Alkoholkranken. Der Unterschied zum strukturierenden Milieu ist, dass die Patienten auf dieser Station Tage bis mehrere Wochen bleiben und der Milieutherapie ein wichtiger Stellenwert zukommt.

Im Mittelpunkt des equilibirerenden Milieus steht das gemeinsame Leben, in dem sich die Patienten gegenseitig Vorbilder sind (Lernen am Modell). Nicht geeignet scheint dieses Milieu für sehr zurückgezogene sowie stark depressive Patienten, da die Überstimulation zu einem verstärkten Rückzug führt. Dieser Milieutyp fördert besonders die Partizipation bei der Mitverantwortung, weil die Patienten angehalten werden, sich aktiv in die Gemeinschaft zu integrieren. Der Kommunikation ist in Form der Informationsklarheit und dem individuellem Ausdruck große Bedeutung beizumessen. Die Patienten sind durch ihre Erkrankung noch eingeschränkt, ihr Informationsbedarf ist groß, der persönliche Ausdruck ist ungeübt oder nie gelernt. Deshalb sind klare, strukturierte und übersichtliche Informationen sehr wichtig. Das soziale Lernen findet durch Orientierung an Modellen von stabilisierten Patienten und von Angehörigen des therapeutischen Teams statt. Daher sind pflegerische Gruppen auf diesen Stationen von besonderer Wichtigkeit: sowohl von Großgruppen wie Stationsversammlung als auch von Kleingruppen wie Zeitungsgruppe, Koch- und Backgruppe, Spielgruppe, Alltagsgruppen sowie von Gruppen mit den Inhalten des sozialen Kompetenztrainings.

2.3.2.3 Das animierende Milieu

Dieses Milieu wirkt positiv auf subakute bis chronisch kranke Patienten, mit chronisch schizophrenen, depressiven Erkrankungen, mit regressiv chronifizierten Neurosen und Persönlichkeitsstörungen. Das animierende Milieu findet sich auf Rehabilitationsabteilungen wie Soziotherapeutische Stationen, betreute Wohngemeinschaften und Reha-Einrichtungen für Suchtkranke. Es ähnelt dem equilibrierenden Milieu, unterscheidet sich aber dadurch, dass das Aktivitätsniveau der Patienten geringer ist. Im animierenden Milieu finden wir eine beruhigende, entspannte und übersichtliche Atmosphäre. Das Gemeinschaftsleben findet in einer Gruppe bis 15 Personen statt. Kleingruppen sind therapeutisch optimal für diese Patienten. Besonderer Wert wird auf die Aktivierung und das Lernen am Modell gelegt, da die Patienten über einen langen Zeitraum in einem zurückgezogenen, reizarmen Milieu gelebt haben. Die Kommunikationfähigkeit ist dadurch häufig verkümmert und benötigt Anregung und Unterstützung. Viele Patienten zeigen Symptome der Hospitalisation und sind auf ein familienähnliches Zusammenleben angewiesen.

Für die Pflegepersonen bedeutet dies, dass diese Patienten in hauswirtschaftlichen Gruppen wie Koch- und Backgruppen, der Milieugestaltung dienende Gruppen und alle Arten von Freizeitgruppen sinnvoll aktiviert werden.

Speziell für chronisch schizophrene Patienten wurde das „Integrierte Psychologische Therapieprogramm" entwickelt: Es beinhaltet kognitive Differenzierung, soziale Wahrnehmung, verbale Kommunikation, soziale Fertigkeiten und interpersonelle Problemlösungen. (Brenner 1994) Dadurch ist es besonders auf die spezielle Problematik zugeschnitten.

2.3.2.4 Das reflektierende Milieu

Das reflektierende Milieu findet sich bei der Behandlung von akut bis subakut reaktiven oder neurotischen sowie stabilisierten psychotischen Patienten. Auf einer Psychotherapiestation oder in einer therapeutischen Wohngemeinschaft ist dieses Milieu richtig. Hier sind sowohl die Großgruppe, um Partizipation zu verwirklichen, als auch die Kleingruppenarbeit wirkungsvoll. In der Kleingruppe wird die Regression und das Beziehen auf sich reflektiert. Das Soziale Lernen ist wichtig und sinnvoll und wirkt der Regression entgegen. Die Kommunikation ist nicht krankheitsbedingt beeinträchtigt und sollte beachtet, muss aber nicht gefördert werden. Diese Patienten benötigen zudem die Individualtherapie, das Zweiergespräch zwischen Therapeut und Patient. Als pflegerische Gruppen sind die **Stationsversammlung** als Großgruppe mit der aktiven Beteiligung und Mitverantwortung geeignet. Eine Kleingruppe kann beispielsweise das **Soziale Kompetenztraining** sein. (Pfingsten und Hinsch 1998) Es ist hilfreich, um Kontakte zu knüpfen, im Gemeinschaftsleben angemessen seine Rechte durchzusetzen usw. Weiter sind Gruppen mit den Inhalten des Stationsalltags und der Ausgestaltung empfehlenswert wie Gestaltungsgruppen, Tanzabende, Literaturgruppe, Freizeitgruppe usw.

2.3.2.5 Das betreuende Milieu

Das betreuende Milieu ist für chronisch Kranke, für geriatrische Patienten, für psychoorganisch Kranke und hospitalisierte Menschen geeignet. Auf geriatrischen Stationen, Langzeitwohngruppen und in Wohnheimen wird es angewendet: Bei diesen Patienten ist die Erhaltung und Pflege von gesunden Anteilen ein wichtiger Bestandteil des Milieus. Dies geschieht sowohl in der Individualtherapie als auch im Gemeinschaftsleben. Mit viel Geduld und vorwiegend im nonverbalen Bereich ist eine schrittweise Verbesserung möglich. Soziales Lernen ist trotz Hospitalismus möglich, wenn es langsam und in einem dem Menschen angemessenen Rahmen passiert. Auch wenn von einer zur anderen Gruppensitzung alles wieder vergessen wird, werden doch Stimmungen erlebt und im Gedächtnis behalten. Die Kommunikation, der Informationsfluss und der individuelle Ausdruck ist auch hier wichtig, um mit dem Leben in der Realität außerhalb des betreuenden Rahmens Kontakt zu halten. Einzig die Partizipation ist von geringer Bedeutung, da ein autonomes Leben häufig nicht mehr möglich ist. Es darf jedoch keine Überfürsorglichkeit entstehen, die jede Selbstständigkeit raubt. In einem geschützten Rahmen der Wohngruppe soll ein „Zuhause" entstehen können, in dem alle Bewohner ihre Würde und Selbstständigkeit bewahren können.

Für die Planung der Pflege bedeutet das, dass alle Bereiche des Wohnens, der Freizeit und Beschäftigung im Rahmen von Kleingruppen stattfinden kann. Hier ist Lernen am Modell möglich, gemeinsames Tun ersetzt die Anleitung durch Sprache beispielsweise in einer Kochgruppe und beim Haushaltstraining. Musik und Tanz stimuliert über die Gefühlsebene und schafft Entspannung bei einem Tanztee mit alten

Schlagern, oder beim gemeinsamen Singen von alten Volksliedern. Wenn es den Bewohnern/Patienten noch möglich ist, ist das Lesen und Besprechen von Märchen eine schöne Möglichkeit, sich an frühere Zeiten zu erinnern und dadurch aktiviert zu werden.

2.3.3 Zusammenfassung

Bei den Mitarbeitern in Psychiatrischen Abteilungen, ob nun Pflegepersonal, ärztliche oder psychologische Therapeuten sowie Sozialarbeiter, sollten die persönlichen Voraussetzungen immer die gleichen sein. E. Heim erwartet von einem „Milieutherapeuten", offen, geduldig, tolerant, vertrauensvoll, empathisch, sensibel, konsistent, authentisch und verlässlich zu sein. Ergänzt werden diese Fähigkeiten durch Aus-, Fort- und Weiterbildung und Kenntnissen von kognitiven Strukturen, damit Milieuprozesse aktiviert werden können. Hinzu kommen persönliche Erfahrung und Talent, den Patienten wirksam mit seinen individuellen Einschränkungen zu helfen.

Milieutherapie ist gemeinsam mit der Psychotherapie und Pharmakotherapie, eine der drei Säulen der Behandlung in der Psychiatrie. Sie ist der Bereich, in dem Pflege am deutlichsten vertreten ist: Das Pflegepersonal ist 24 Stunden täglich beim Patienten, es sorgt für die Zufriedenheit in den Alltagsbedürfnissen und für den Tagesablauf. Die Pflegenden sind die Experten für den Alltag und hier ein Modell für die Patienten: Wie verhält sich das Pflegeteam in Konflikten? Wie gepflegt ist die Krankenschwester/der Krankenpfleger? Wie pünktlich halten sie Vereinbarungen ein?

Diese Fragen prüfen die Patienten im Aufbau ihrer Fähigkeiten.

Bei der Gruppengestaltung ist das Wissen um die milieutherapeutischen Wirkfaktoren ein wesentlicher Bestandteil zum Gelingen der Gruppe.

2.4 Materialien zur Koordination von Gruppen

Die Leitung von Patientengruppen wird häufig nach dem Zufallsprinzip eingeteilt, meist ohne wirkliche Identifikation der Pflegeperson mit der Leitungsfunktion. Die Folgen sind schlecht vorbereitete und oberflächlich durchgeführte Gruppen, fehlende Evaluation und entsprechend unvollständige Dokumentation. Die Konsequenzen sind oft Unzufriedenheit, Spannungen, Uneinigkeit und Frustration in den Pflegeteams und Unzufriedenheit und Orientierungslosigkeit bei den Patienten. Dadurch werden zunächst enthusiastisch ins Leben gerufene Patientengruppen oft wieder aufgelöst.

Allzu häufig wird die Rolle der Gruppenleitung im Gruppenprozess nicht so ernst genommen wie es notwendig wäre.

Beobachtungen in der Psychiatrischen Pflegepraxis zeigen: Das Gelingen oder Scheitern einer Gruppe hängt damit zusammen, wie stark sich eine Pflegeperson mit der Rolle als Gruppenleitung identifiziert und wie ernst sie die Vorbereitung, Planung und Evaluation ihrer Patientengruppen nimmt. Erfolg bzw. Misserfolg der Pflegeperson ist damit eng verbunden.

Die nachfolgende Einteilung erleichtert die Planung und Durchführung sowie auch die Einführung einer neuen Gruppe auf der Station. Sie ist als Arbeitshilfe gedacht und enthält Querverweise zu den entsprechenden Kapiteln.

2.4.1 Planung

Welche Ziele soll die Gruppe erreichen?
Die angestrebten Ziele sind für die Patienten der jeweiligen Station angemessen, realistisch und erreichbar.
Für welche Patienten soll diese Gruppe sein?
Die Inhalte der Gruppe sind für die Patienten geeignet, z. B. kann ein depressiver Patient von dieser Gruppe profitieren.
Welches Material steht mir zur Verfügung?
Je nach Möglichkeiten der Station sind die Gruppen abhängig von dem verfügbaren Material bzw. den Beschaffungsmöglichkeiten.
In welchen Räumen kann die Gruppe stattfinden?
Der Raum ist beheizbar und mit Fenstern, ausreichend Tischen und Stühlen ausgestattet.
Sollen die Patienten aktiv oder passiv sein?
Die Methoden entsprechen dem geplanten Vorgehen.
Zu welchem Thema soll die Gruppe stattfinden?
Das Thema entspricht den Interessen und kognitiven Fähigkeiten der Patienten und dient der Förderung der Genesung. Das Thema stimmt mit dem Behandlungskonzept der Station überein.
Zu welcher Tageszeit steht welcher Zeitraum zur Verfügung?
Die Gruppe findet regelmäßig innerhalb eines festgeschriebenen Zeitplans statt. Die gewählte Tageszeit ist sinnvoll gewählt (z. B. Entspannungsgruppen finden nicht nach dem Mittagstisch statt).

2.4.2 Vorbereitung

Wie ist der Raum ausgestattet?
Der Raum ist groß genug für die Anzahl der teilnehmenden Patienten. Es gibt für jede Person einen Stuhl, die Sitzordnung ist situationsgemäß gestaltet. Ein Flipchart ist vorhanden.

Welches Material steht mir aktuell zur Verfügung?
Vorräte sind vorhanden und die Ressourcen des Hauses werden genützt (z. B. für die Kochgruppe Grundnahrungsmittel aus der Großküche bestellen). Aktuelles Material ist besorgt worden.

Ist das Konzept ausgearbeitet, strukturiert, besteht eine Notfallplanung?
Alle Durchführungsschritte sind durchdacht. Eine Planung für eventuelle Komplikationen während des Gruppenverlaufs und anfallenden Probleme sind vorbereitet. Störfaktoren sind ausgeschlossen.

Ist die Teilnahme der Patienten durch entsprechende Information/Verordnung gesichert?
Alle Patienten und das Team sind informiert. Die Gruppe ist Bestandteil des Wochen- bzw. Tagesplans.

Sind Helfer eingeteilt?
Krankenpflegeschülerinnen, Zivildienstleistende und andere Hilfspersonen sind über ihre Aufgaben informiert.

Worauf ist zu achten, bevor die Gruppe beginnt?
Bei der Zusammensetzung der Gruppe sind die unterschiedlichen Erkrankungen, Altersgruppen und Geschlechter berücksichtigt. Akutkranke erhalten besondere Aufmerksamkeit (Unterstützung durch Helfer).

Können Patenschaften für neue Patienten vergeben werden?
Verantwortung und Aufgaben sind an gesündere Patienten abgegeben worden (s. Kap. 2.3.1).

Ist der Gruppe das Ziel der Zusammenkunft klar?
Das Ziel und der Ablauf werden vor jeder Gruppensitzung transparent gemacht. (s. Kap. 2.3.1.2)

Kommen die Patienten freiwillig?
Die Gruppe ist entweder offen für alle, oder eine in sich feste Gruppe mit geregelten Terminen.

2.4.3 Durchführung

Pünktliches Beginnen und Beenden.
Die Gruppenleitung ist ein Modell für die Patienten, die es verlernt haben, eine Tagesstruktur einzuhalten, die nicht autonom genug sind, um pünktlich zu erscheinen oder für sich selbst zu sorgen.

Passende Einleitung/Begrüßung wählen, Überblick über den geplanten Gruppenverlauf und die therapeutischen Ziele geben.
Mit der Begrüßung wird die Gruppe eröffnet: Je nach Thema der Gruppe kann ein Gedicht, ein Tischschmuck oder ein Plakat die Patienten einstimmen. Nach der Einleitung und Begrüßung folgt zur Orientierung der Patienten ein Überblick über die geplanten Inhalte, die Ziele und den Zeitrahmen.

Wünsche und Vorschläge zum Thema erfragen und miteinbeziehen.
Förderung der Faktoren Mitentscheid und Mitverantwortung wird erreicht, indem die Meinungen der Patienten zum Ablauf, Inhalt und Gestaltung erfragt und miteinbezogen werden.

Nachzügler informieren über den Verlauf der bereits begonnenen Gruppe.
Zu spät kommende Patienten werden begrüßt und in kurzen Worten auf den Stand der Gruppe gebracht.

Zurückgezogene Patienten wiederholt ansprechen, Befindlichkeit beachten, gegebenenfalls von einer Teilnahme freistellen.
Oft reicht ein Anblicken oder Lächeln, um zögernde Patienten zu aktivieren. Es kommt aber immer wieder vor, dass Patienten in Gruppen überfordert sind. Um sie nicht vor den Mitpatienten bloßzustellen, kann die Gruppenleitung dies in einem Zweiergespräch anschließend klären und mit dem Patienten weitere Vereinbarungen treffen. Zu dem Umgang mit schwierigen Patienten siehe Kapitel 4.2.

Zusammenfassen und Beenden.
Die Gruppe nicht auseinanderlaufen lassen, ohne eine kurze Zusammenfassung besprochener Schwerpunkte zu geben.

Rückmeldung über Eindrücke und Erleben.
Die Patienten werden aufgefordert, ihre Eindrücke zum Gruppenverlauf zu schildern (siehe auch Abb. 4.8, S. 123). Die Gruppenleitung selbst gibt ebenfalls ihre persönliche Rückmeldung zum Gruppengeschehen und ihre Anerkennung an die Teilnehmer (s. Kap. 4.1 und 4.2.3).

2.4.4 Nachbereitung

Aufräumen als gemeinschaftlicher Akt.
Die Patienten erfahren, dass das gemeinsame Aufräumen zum positiven Gemeinschaftsleben gehört.
Nachbesprechung.
Beobachtungen und Bemerkenswertes aus dem Gruppenverlauf werden mit den Helfern besprochen und dokumentiert (s. Kap. 2.5).

2.4.5 Evaluation und Reflexion

Die Auswertung des Gruppengeschehens geschieht in der Regel durch die Gruppenleitung selbst und der Co-Leitung, falls diese erforderlich war. Die Auswertung gibt Aufschluss über den Gesamtverlauf einer Gruppe. Auffälliges Verhalten einzelner Patienten wird besprochen und entsprechend dokumentiert. Der Gruppenprozess wird von Beginn an aufgewickelt und nach Beurteilungskriterien überprüft (Tab. 2.2 und 2.3).

2.5 Dokumentation des Gruppengeschehens

Dokumentation und Auswertung gehören zum Standardverfahren bei der Durchführung von Patientengruppen. Dabei werden zahlreiche Informationen zusammengetragen und aus verschiedenen Blickwinkeln beleuchtet. Dokumentiert wird das individuelle Verhalten des Patienten in der Patientenkurve bzw. im Pflegebericht. Das Geschehen im Gruppenverlauf kann in einem Protokoll aufgezeichnet werden.

„Die Praxis und das Know-how von Pflegeexpertinnen und -experten ist reich an unerfasstem, versteckten Wissen, und dieses Wissen kann nur unzureichend ausgebaut und weiterentwickelt werden, wenn Krankenschwestern und -pfleger nicht systematisch festhalten, was sie aus ihren Erfahrungen am Arbeitsplatz lernen." (Benner 1994 S. 34)

Die Vielfalt an Informationen, die ein Gruppenverlauf hervorbringt und deren Bedeutung für das pflegerische Handeln wird häufig unterschätzt.

Generell wird zwischen der mündlichen und der schriftlichen Weitergabe von Informationen unterschieden. Die mündliche Weitergabe ist im Stationsalltag (Teamabsprachen, Dienstübergaben, Informationen zum Gruppenverlauf) schneller und einfacher als die schriftliche Form: Sie ist alltagsnah, flexibel, man kann direkt nachfragen und kommentieren. Dabei kann aber Gesagtes verloren gehen oder subjektiv verändert weitergegeben werden. Man sollte beachten: Mündliche Informationen sind weniger verbindlich, weniger systematisch und dadurch schwerer nachvollziehbar, sie sind nicht überprüfbar und im juristischen Sinne nicht beweisbar.

Die Konsequenz: Die schriftliche Dokumentation des Gruppengeschehens ist gleichbedeutend mit den Pflege- und Behandlungsergebnissen in der allgemeinen Patientendokumentation der Station. Hier werden alle notwendigen Informationen zum Gruppengeschehen gespeichert und bleiben über den gesamten Behandlungszeitraum verfügbar. Sie sind nachprüfbar, verbindlich und erreichen auch die Personen des therapeutischen Teams, die nicht unmittelbar am Gruppengeschehen teilgenommen haben.

Die schriftliche Form der Gruppendokumentation hängt von verschiedenen Faktoren ab:
- Die Einrichtung selbst: Bedingungen, Kommunikationskultur und Struktur der Informationsweitergabe
- Der Stellenwert der pflegerischen Gruppenleitung mit der Frage, ob diesbezügliche Beobachtungen in den therapeutischen Prozess miteinfließen
- Das zur Verfügung stehende Dokumentationsmaterial, z. B. Protokolle und/oder zusätzliches Hilfsmaterial
- Die Qualität der Eintragungen: Diese hängen von dem fachlichen Wissen der Pflegeperson, der Fähigkeit, ihre Beobachtungen verständlich zu Papier zu bringen und den Erfahrungen im Umgang mit den entsprechenden Patienten ab.

Bei der Dokumentation werden zahlreiche Informationen über fünf Schritte verarbeitet (Abb. 2.3, S. 36).

Erfassen der Informationen
Priorität   wichtig – unwichtig
- Wie wird erfasst was in Erfahrung gebracht wurde?
- Welches Instrument steht zur Verfügung?
- Wer dokumentiert das Geschehen in der Gruppe?

Es geht um die Gesamteinschätzung, das individuelle Patientenverhalten, Erfolge und Zwischenfälle sowie um Verhaltensauffälligkeiten. Im Verlauf des Gruppengeschehens werden alle relevanten Daten zu Beziehung der Patienten untereinander, Verhalten des Einzelnen und Inhalt von Gesprächen und Diskussionen erfasst. Dabei gilt: Was nicht bekannt ist, kann auch nicht erfasst werden. Das heißt, nur relevante und vollständige Informationen werden festgehalten; zu viele unerhebliche Informationen machen die Dokumentation unübersichtlich.

Tab. 2.2 Kriterien zur Beurteilung des Gruppengeschehens – Fragen zur Auswertung

Bezeichnung der Gruppe:	
Planung und Organisation	
Information an alle Beteiligten (Station/Patienten)	Sind vor Beginn der Gruppenaktivität alle Beteiligten (Station/Patienten) informiert worden?
Ziele – abgestimmt auf die Patienten: - allgemein - individuell	Waren die Ziele realistisch und den Patienten angemessen? Wurden die individuellen Ziele erreicht?
Vorbereitung: - des Materials - des Raums	War das Material vollständig vorhanden und für den Zweck ausreichend? War der Raum entsprechend vorbereitet?
Gestaltung der Rahmenbedingungen, Zeitplan, Koordination	Welche Störungen oder Probleme traten im Ablauf auf? ....
Gedankliche Vorbereitung: - Einstellung auf den Gruppenprozess - Überlegungen zum Rollenverständnis	Wurden mögliche Komplikationen vorhergesehen und im Vorfeld darauf eingegangen? Wurde die Moderation von der Gruppenleitung professionell gestaltet?
Ablauf	
Durchführung der Gruppe	Verlief die Gruppe entsprechend der Planung?
Einhaltung der Durchführungsschritte bzw. Begründung eventueller Abweichungen	Wenn Nein, welche Abweichungen waren sinnvoll? ....
Gestaltung: - der Anfangsphase - der Aktivitätsphase - des Beendens	Wurden die Phasen eingehalten und von der Zeit und den Methoden genügend ausgefüllt?

Fähigkeit als Gruppenleitung	
Beziehungsgestaltung	
Berücksichtigung von Problemen und Ressourcen (Eingehen auf krankheitsbedingte Einschränkungen)	Wurden die Patienten entsprechend ihrer Fähigkeiten einbezogen?
Unterstützung bei Über- und Unterforderung	Wurden die schwächeren Patienten während der Gruppe gut betreut? Konnten die gesünderen Patienten sich entsprechend einbringen?
Umgang mit „Vielrednern" und „Schweigern"	Wurde entsprechend damit umgegangen? (Kap. 4.3.1/4.3.2)
Kommunikative Kompetenz	
Gesprächsführung: Eingehen auf Beiträge der Patienten Motivierung Verständlichkeit Körpersprache Moderation	Wurden Regeln und Techniken der Gesprächsführung angewendet? Kap. 4.2
Führungskompetenz	
Flexibilität und Anpassung an die Gruppensituation	Wurden Abweichungen und Störungen wahrgenommen und entsprechend gehandelt?
Lenkung der Gruppe	War jedem klar, wer die Gruppenleitung ist?
Dokumentation	
Dokumentation/Nachbereitung	Wurden alle Verhaltensbeobachtungen in den jeweiligen Krankenblättern festgehalten?
Gesamteinschätzung Atmosphärische Besonderheiten, Ergebnisse, Mitarbeit und Aktivitäten, allgemeiner Eindruck.	

Tab. 2.3 Checkliste der Kriterien zur Beurteilung des Gruppengeschehens als Kopiervorlage

Bezeichnung der Gruppe:	
Planung und Organisation	
Information an alle Beteiligten (Station/Patienten)	

Ziele – abgestimmt auf die Patienten:
    allgemein
    individuell	

Vorbereitung:
    des Materials
    des Raums	

Gestaltung der Rahmenbedingungen, Zeitplan, Koordination	

Gedankliche Vorbereitung:
    Einstellung auf den Gruppenprozess
    Überlegungen zum Rollenverständnis	

Ablauf	
Durchführung der Gruppe	
Einhaltung der Durchführungsschritte bzw. Begründung eventueller Abweichungen	

Gestaltung:
    der Anfangsphase
    der Aktivitätsphase
    des Beendens	

Dokumentation des Gruppengeschehens

Fähigkeit als Gruppenleitung		
Beziehungsgestaltung		
Berücksichtigung von Problemen und Ressourcen (Eingehen auf krankheitsbedingte Einschränkungen)		
Unterstützung bei Über- und Unterforderung		
Umgang mit „Vielrednern" und „Schweigern"		
Kommunikative Kompetenz		
Gesprächsführung: Eingehen auf Beiträge der Patienten Motivierung Verständlichkeit Körpersprache Moderation		
Führungskompetenz		
Flexibilität und Anpassung an die Gruppensituation		
Lenkung der Gruppe		
Dokumentation		
Dokumentation/Nachbereitung		
Gesamteinschätzung		

Professionalität in der Gruppenleitung 35

Dokumentation des Gruppengeschehens

Informationsweg		
	Erfassen der Informationen	Beobachtung
	Sortieren der Informationen	Auswahl
	Speichern der Informationen	Dokumentation
	Weiterleiten der Informationen	Kommunikation
	Überprüfen und bewerten der Informationen	Planung

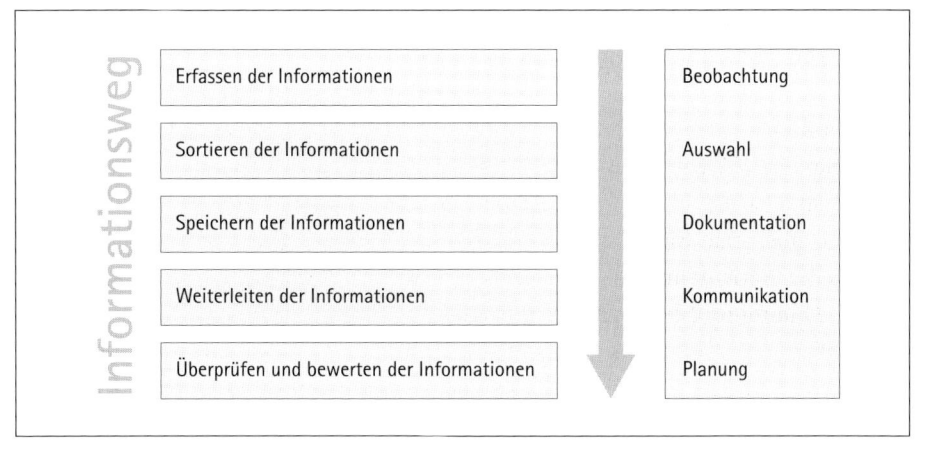

Abb. 2.3   Die fünf Schritte der Informationsverarbeitung nach Kistner

Sortieren der Informationen
Handlungsrelevanz   akut, kurzfristig, längerfristig

Die Informationen werden bereits beim Erfassen nach Handlungsrelevanz sortiert und geordnet. Dabei ist eine unterschiedliche Gewichtung der Daten sinnvoll: Akute Informationen müssen unbedingt sofort auch mündlich weitergegeben werden, weil hier meist schnell gehandelt werden muss. Wichtige Informationen können auch längerfristig von Bedeutung sein, z. B. die Verlaufsübersicht als Hintergrundinformation. Unwichtige Informationen dürfen nicht berücksichtigt werden.

Beim Sortieren der Daten überlegt man, für welche Berufsgruppe die Information bestimmt ist:
a) für alle an der Behandlung beteiligten Personen
b) für einen eingeschränkten Personenkreis (Ärzte, Ergotherapeuten oder Psychologen).

Speichern der Informationen
Bedeutung   relevant – nicht relevant

Informationen müssen jederzeit verfügbar und nachvollziehbar sein. Von jeder Person des therapeutischen Teams müssen sie schnell und problemlos abgerufen werden können. Für ein effektives Arbeiten empfiehlt es sich, die relevanten Daten an einem zentralen Ort zu speichern. Dabei sollten die Dokumentationssysteme so aufgebaut sein, dass alle Informationen übersichtlich gespeichert und jederzeit von allen Mitarbeitern abrufbar sind – nur so ist Teamarbeit möglich. Eine eigene Dokumentation von jeder Berufsgruppe macht keinen Sinn und ist eher hinderlich.

Weiterleiten von Informationen

<u>Empfänger</u> Wer soll die Information erhalten?

Informationen müssen mit dem geringsten Aufwand diejenigen erreichen, für die sie bestimmt sind. Viele Dokumentationssysteme verfügen über eine Signalleiste am unteren Rand jeder Patientenmappe (Abb. 2.4). Die farbliche Zuordnung der einzelnen Signale ist festgeschrieben. Werden bestimmte Farbsignale aktiviert, bedeuten sie für den entsprechenden Adressaten, dass eine Information für ihn vorliegt. So können entsprechende Konsequenzen aktuell oder längerfristig erfolgen.

Überprüfen und bewerten der Informationen

„Aus erfassten und sortierten, evtl. gespeicherten und an den jeweiligen Adressaten weitergeleiteten Informationen folgen gewöhnlich Planungen und Entscheidungen. Solche Planungen und Entscheidungen stellen selbst wiederum Informationen dar, die der weiteren Verarbeitung bedürfen." (Kistner 1994 S. 208)

In der Regel führen Entscheidungen zu Handlungsanweisungen, die die ausführenden Personen erreichen müssen. Auch hier gilt der Grundsatz: Sicherstellen, dass der richtige Adressat die richtige Anweisung bekommt.

Die schriftliche Dokumentation des Gruppenprozesses ist Teil der Nachbereitung einer Patientengruppe. Dies kann durch Musterkurven, Formblätter oder Protokollvorlagen erleichtert werden. Die Tabelle 2.4 zeigt ein Formblatt zur Dokumentation des individuellen Patientenverhaltens.

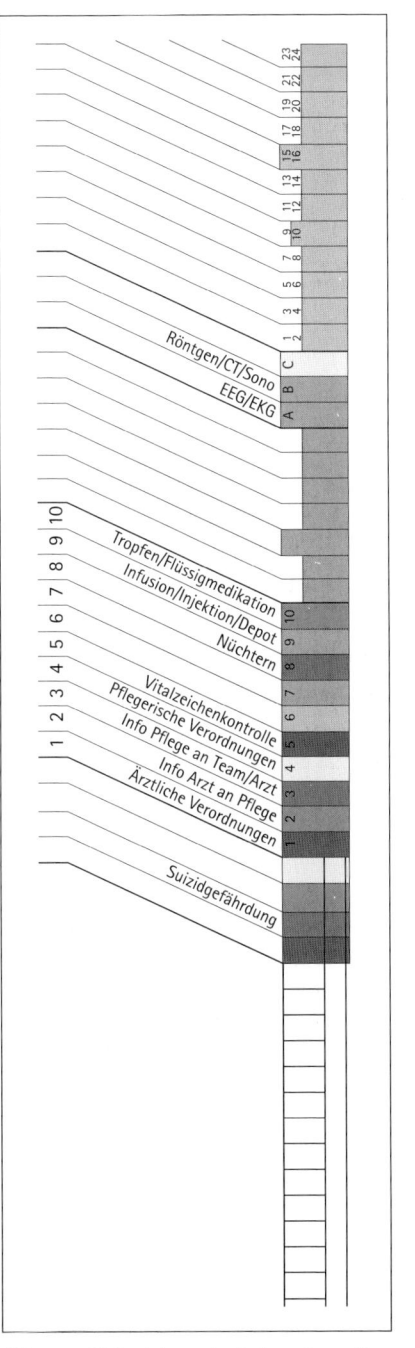

Abb. 2.4 Weiterleitung der Information mit Signalen

Tab. 2.4 Beispiel für die Dokumentation des Gruppenprozesses

Datum:	Montag	Dienstag	Mittwoch
Akutgruppe/Infogruppe			
Teilnahme selbstständig = 0 muss aufgefordert werden = 1 kommt zu spät = 2			
Beteiligung	Hdz.		
übermäßig/distanzlos			
angemessen			
mäßig			
zurückhaltend/wenig passiv/gar nicht			
Beiträge/Äußerungen	Hdz.		
dem Thema entsprechend			
am Thema vorbei			
spricht über sich			
spricht nicht über sich			
weitschweifig			
knapp/wortkarg			
vorwurfsvoll			
leidend			
Verhalten	Hdz.		
aufmerksam			
unruhig			
aggressiv			
ärgerlich			
ruhig			
ungeduldig			
gehemmt			
kann sich durchsetzen			
Blickkontakt			
ehrlich			
unehrlich			
hat die Gruppe verlassen			
Gruppen- und Einzelaktivitäten			

Donnerstag	Freitag	Samstag	Sonntag

Dokumentation des Gruppengeschehens

Tab. 2.5 Muster einer Auswertung von Patientengruppen nach Hinsch/Pfingsten

	1. Sitzung Datum						2. Sitzung Datum				
Teilnahme 1 = ja 0 = nein	1					0	1				
Pünktlichkeit 1 = pünktlich 0 = unpünktlich .... Min.	1					0	1				
Selbstständigkeit 1 = selbstständig 0 = muss aufgefordert werden	1					0	1				
1) **Blickkontakt** Bewertet wird die Häufigkeit des Blickkontaktes, nicht die Blickrichtung (Patient oder Personal) (5 = Patient hat wärend der Sitzung immer Blickkontakt)	5 immer	4 meistens	3 oft	2 manchmal	1 fast nie	0 nie	5 immer	4 meistens	3 oft	2 manchmal	1 fast nie
	5	4	3	2	1	0	5	4	3	2	1
2) **Beteiligung am Gruppengespräch** Bewertet wird die spontane, aufgabenbezogene Beteiligung, nicht die durch direkte Ansprache bedingte (5 = Patient beteiligt sich immer spontan)	5	4	3	2	1	0	5	4	3	2	1
3) **Sprache inhaltlich** a) Bewertet wird die themenzentrierte Äußerung (5 = Äußerung passt immer zum Thema)	5	4	3	2	1	0	5	4	3	2	1
b) Bewertet wird die Fähigkeit, Gesprächsinhalte adäquat zu erfassen und auf andere Bereiche zu übertragen (5 = Patient kann sich immer vom konkreten Satz lösen und ihn auf andere Bereiche übertragen)	5	4	3	2	1	0	5	4	3	2	1
4) **Sprache formal** a) Bewertet wird die Fähigkeit, ganze Sätze zu formulieren. Nicht bewertet werden Wortschatz und Rhetorik (5 = Patient spricht immer in ganzen Sätzen)	5	4	3	2	1	0	5	4	3	2	1
b) Bewertet werden Deutlichkeit und Lautstärke des Gesprochenen. Nicht gewertet wird undeutliche Sprache aufgrund extrapyramidaler Nebenwirkungen von Neuroleptika (5 = Patient spricht immer laut und deutlich)	5	4	3	2	1	0	5	4	3	2	1
5) **Gruppenfähigkeit** a) Bewertet wird die Fähigkeit zur verbalen Kommunikation mit ALLEN Gruppenmitgliedern (Patient und Personal) (5 = Patient bezieht immer Patienten und Personal mit ein)	5	4	3	2	1	0	5	4	3	2	1
b) Bewertet wird die konstruktive Arbeit des Patienten während der Gruppe (5 = Patient arbeitet immer konstruktiv mit)	5	4	3	2	1	0	5	4	3	2	1
6) **Körperhaltung/Ausdruck** a) Bewertet wird die innere Ruhe des Patienten, z. B. im Vergleich zu Müdigkeit oder Anspannung. Nicht bewertet werden Nebenwirkungen von Neuroleptika (z. B. Akathisie). (5 = Patient wirkt immer gelassen/ausgeglichen)	5	4	3	2	1	0	5	4	3	2	1
b) Bewertet wird adäquates Verhalten z. B. im Gegensatz zu Affektiertheit/Maniriertheit (5 = Patient verhält sich immer adäquat)	5	4	3	2	1	0	5	4	3	2	1
Gesamtbewertung in Punkten						von 50					vor

3. Sitzung Datum						4. Sitzung Datum						5. Sitzung Datum					
1					0	1					0	Verzeichnis der Tabellen und Abbildungen					
1					0	1					0	1					0
1					0	1					0	1					0
												1					0
5 immer	4 meistens	3 oft	2 manchmal	1 fast nie	0 nie	5 immer	4 meistens	3 oft	2 manchmal	1 fast nie	0 nie	5 immer	4 meistens	3 oft	2 manchmal	1 fast nie	0 nie
5	4	3	2	1	0	5	4	3	2	1	0	5	4	3	2	1	0
5	4	3	2	1	0	5	4	3	2	1	0	5	4	3	2	1	0
5	4	3	2	1	0	5	4	3	2	1	0	5	4	3	2	1	0
5	4	3	2	1	0	5	4	3	2	1	0	5	4	3	2	1	0
5	4	3	2	1	0	5	4	3	2	1	0	5	4	3	2	1	0
5	4	3	2	1	0	5	4	3	2	1	0	5	4	3	2	1	0
5	4	3	2	1	0	5	4	3	2	1	0	5	4	3	2	1	0
5	4	3	2	1	0	5	4	3	2	1	0	5	4	3	2	1	0
5	4	3	2	1	0	5	4	3	2	1	0	5	4	3	2	1	0
					von 50						von 50						von 50

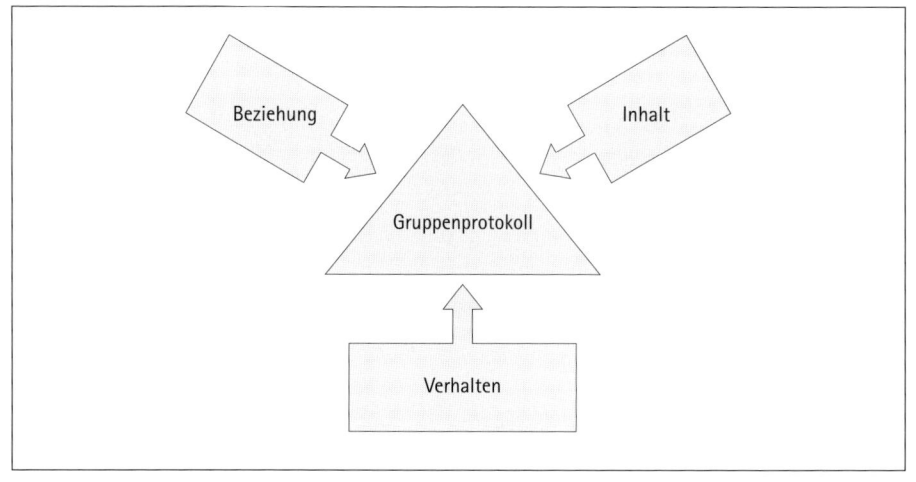

Abb. 2.5   Das Gruppenprotokoll

Ein „Gruppenprotokoll" (Abb. 2.5) sollte folgende Aussagen beinhalten:

Auf der **Beziehungsebene** wird die Stimmung in der Gruppe beschrieben: Wer hat mit wem kommuniziert? Wer hat nicht aktiv am Geschehen teilgenommen? War der Umgang miteinander respektvoll?

Der **Inhalt** beschreibt, welche Themen besprochen wurden: Gab es Probleme bei der Informationsverarbeitung? War allen Patienten das Thema bekannt und bekam jeder die Möglichkeit, sich zu äußern?

Bei der Beschreibung des **Verhaltens** kommt es darauf an, wie das allgemeine Kommunikationsverhalten aussah: Sind sich die Patienten gegenseitig ins Wort gefallen? Gab es dominante Patienten, die andere zu übervorteilen versuchten? Bestand Blickkontakt unter den Teilnehmern?

Auch krankheitsbedingte Verhaltensauffälligkeiten (Halluzinationen u. a.) sind festzuhalten. Sind die nötigen Informationen klar beschrieben, gut sortiert und gespeichert, können sie jederzeit abgerufen und ausgewertet werden (Tab. 2.5, S. 40/41). Die Informationen zu prüfen und entsprechende Konsequenzen zu ziehen, bleibt Sache der Bezugspersonen und der Therapeuten.

2.5.1   Ziel und Zweck der Dokumentation

Die Dokumentation des Gruppengeschehens ist die Sicherstellung des Informationsflusses. Sie enthält Angaben darüber, wer, wann, welche Gruppe mit welchem Erfolg durchgeführt hat und welche Veränderungen oder Auffälligkeiten bei den Patienten

beobachtet worden sind. So sollen zeitnah die richtigen und individuell therapeutischen Konsequenzen bei der Versorgung des Patienten erfolgen. Weitere Ziele der Dokumentation sind:
- Transparenz pflegerischer Gruppenarbeit
- Erfassung pflegerischer Leistung
- Qualitäts- und Erfolgskontrolle
- Juristisch einwandfreie Nachweiserbringung.

2.6 Gruppenlandschaft in der psychiatrischen Pflege

2.6.1 Milieutherapeutische Gruppen

Seit Beginn der Sozialpsychiatrie in den 70er Jahren haben sich viele Gruppen entwickelt und wurden fest in die Wochenstruktur einer Psychiatrischen Station eingebunden. Dieses feste Umfeld bzw. Milieu kann die Gesundung fördern und die kranken Symptome löschen.

Gruppen sind durch die gemeinsamen Ziele der Partizipation, der Kommunikation, des sozialen Lernens und des Lebens in der Gemeinschaft gekennzeichnet (s. Kap. 2.3). Die Auseinandersetzung in der Gruppe fördert die sozialen Fähigkeiten.

Im Folgenden werden einige „Standardgruppen" nach einem einheitlichen Schema vorgestellt:

Gruppenbezeichnung
◉ **Ziele**
Rahmenbedingungen (Zeit, Gruppengröße)
Sitzordnung
○ Vorbereitung
✔ Material
✽ Durchführung
Gruppenleitung
Nachbereitung
✎ Dokumentation
Milieutherapeutische Wirkfaktoren
Geeignete Patienten
Variationsmöglichkeiten/Varianten
☞ Tipps.

Stationsversammlung/Meeting/Forum

◉ **Ziele**
Organisation des Stationsalltags (Ordnungsdienste einteilen)
Regeln des Miteinanders besprechen
Mitverantwortung fördern
Austausch von Kritik und Lob/Abteilungsprobleme
Kennenlernen/Vorstellung neuer Patienten
Kennenlernen/Vorstellung neuer Mitarbeiter/Schüler
Erleben der Interaktion in einer Großgruppe
Sich öffentlicher Beachtung aussetzen

Rahmenbedingungen
Die Stationsversammlung findet einmal wöchentlich statt, am besten zu einer Zeit, in der keine anderen Therapien laufen. Sie dauert ca. 45 Minuten, je nach Anzahl der Patienten. Sie sollte in einem großen Raum stattfinden (in der Regel der Aufenthaltsraum), damit alle Patienten und das multiprofessionelle Team Platz haben. Die Stühle werden im Kreis aufgestellt – so hat jeder Gruppenteilnehmer Blickkontakt.

✓ **Vorbereitung/Material**
Raum lüften, Stühle aufstellen, Tische an den Rand stellen
Protokoll der letzten Stationsversammlung mitbringen
Im Vorfeld gesammelte Kritik- und Lobpunkte
Evtl. Flipchart-Block und -Ständer oder neues Protokollformular
Stifte
Evtl. Karteikarten
Dicke Filzstifte

Gruppenleitung
1 Patient und/oder 1 Pflegeperson

✷ **Durchführung**
Begrüßung durch die Gruppenleiterin
Protokollführerin ernennen
Vorstellung neuer Patienten und evtl. neuer Mitarbeiterinnen
Besprechung der Patientendienste: Dank an die vorhergegangenen Dienste, neue Dienste verteilen
Beschwerden, Wünsche, Lob bzgl. der vorangegangenen Woche ansprechen
Neue Aktivitäten planen: Ausflug, Spielnachmittag, Tischtennisturniere, Feste, Kochgruppe u. a. m.

Wünsche, Ankündigungen durch das therapeutische Team, an die Regeln des Zusammenlebens erinnern
Verabschiedung von Patienten, die entlassen werden
Abschluss (s. Kap. 4.3.4)

Nachbereitung
Raum aufräumen, lüften
Protokoll für alle sichtbar anbringen

Dokumentation
Beteiligung der einzelnen Patienten am Gruppengeschehen
Inhaltliche Äußerungen auf Fragestellungen
Übernahme von Verantwortung für die Gemeinschaft
Beobachtbare Veränderungen im Krankheitsgeschehen

Milieutherapeutische Wirkfaktoren
Mitverantwortung
Mitentscheid
Autonomie
Informationsaustausch
Informationsklarheit
Individueller Ausdruck
Lernen am Modell
Aktivierung
Leben in der Gemeinschaft: gemeinschaftszentrierte Gruppe

Geeignete Patienten
Alle Patienten; deshalb schwerkranke Patienten entweder von einer Pflegeperson oder einem gesünderen Patienten begleiten.

Varianten
Gruppenleitung, durch gesündere Patienten alleine
Hat sich im Ablauf eine gewisse Trägheit eingeschlichen, kann z. B. zum Thema Ausflug variiert werden durch:
- Arbeiten mit Moderationskarten
- Bildmaterial
- Kurze Berichte von Patienten (aus aktuellen Gruppen)
- Aktivierung von Patienten zu kurzen Beteiligungen
- Bildung kleiner Gruppen, die einen Ausflug vorbereiten.

☞ **Tipps**

Öfter die Methoden wechseln, damit die Motivation der Patienten, am Geschehen teilzunehmen erhalten bleibt.

„Ablauf: Die zu behandelnden Informationen und Diskussionspunkte sind von vornherein bekanntzumachen und dann in der angekündigten Reihenfolge abzuhandeln…" „…, dass die feste Struktur der Abteilungsversammlung ihren Sinn vor allem darin hat, einige der Nachteile der Großgruppe auszugleichen. Der Ablauf darf nicht chaotisch werden, sondern muss von den Verantwortlichen in geplante Bahnen gelenkt werden. Dort, wo spontan hochaktuelle wichtige Themen aufgegriffen werden, muss der Diskussionsleiter darauf eingehen. Das Thema soll zumindest so weit behandelt werden, dass allen Beteiligten klar wird, wo und wie die weitere Problembearbeitung erfolgt." (E. Heim)

Zeitungsschau/Zeitungslesegruppe/Presseschau

◉ **Ziele**

Ablenkung vom Krankheitsgeschehen
Förderung der Konzentrationsfähigkeit
Anteilnahme und Kenntnisse zum öffentlichen Geschehen/Außenorientierung
Förderung der Interaktion im Gruppengeschehen
Förderung verbaler Ausdrucksfähigkeit

Rahmenbedingungen
Diese Gruppe eignet sich zum einen als regelmäßig stattfindende Gruppe mit festem Termin, zum anderen als Bestandteil einer inhaltlich offenen Gruppe, z. B. kognitives Training/Alltagsgruppe
Zeit: 45–60 Minuten

Gruppengröße
Ab 3 bis maximal 10 Patienten

Raum
Es sollte ein ungestörter Raum sein, mit Tischen und Stühlen entsprechend der Gruppengröße

Sitzordnung
Am Tisch sitzend und genügend Platz, um eine Zeitung zu lesen

Vorbereitung/Material
Je nach Gruppengröße, aber mindestens 2–3 verschiedene Tageszeitungen
Markierungsstifte
Scheren
Klebstoff
Boardmarker/dicke Stifte
Flipchart-Blatt oder Plakat

Gruppenleitung
1 Pflegeperson, evt. mit einer Krankenpflegeschülerin, Zivildienstleistenden

Durchführung
Begrüßung
Erklärung des Ablaufs für neue Patienten
Ca. 20–25 Minuten in der Zeitung schmökern bzw. verschiedene Bereiche/Zeitungen durchlesen lassen und sich dann für einen Artikel entscheiden
Artikel entweder vorlesen oder Inhalt mit eigenen Worten wiedergeben
Nach jedem Artikel kurze Diskussion der Gruppe
Artikel ausschneiden und auf das Plakat kleben
Überschriften finden, mit dickem farbigen Stift auf das Plakat schreiben
Abschlussrunde über Erleben, Eindrücke, Erfahrenes
Plakat gemeinsam aufhängen (Abb. 2.6)

Nachbereitung
Gemeinsam aufräumen

Dokumentation
Beteiligung der einzelnen Patienten am Gruppengeschehen
Wissen und Konzentrationsfähigkeit der einzelnen Patienten
Beobachtbare Veränderungen im Krankheitsgeschehen

Milieutherapeutische Wirkfaktoren
Autonomie
Informationsaustausch
Individueller Ausdruck
Lernen am Modell
Aktivierung

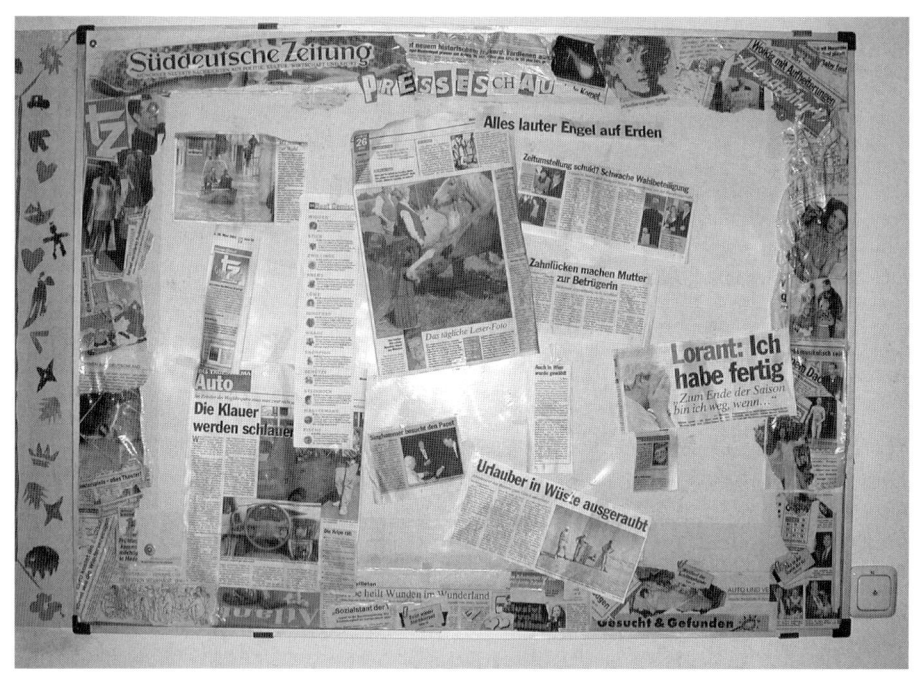

Abb. 2.6   Beispiel einer Zeitungsschau

Geeignete Patienten
Alle Patienten, die sich eine gewisse Zeit konzentrieren und sitzen bleiben können. Besonders geeignet für Patienten mit unterschiedlichem Niveau; jeder entscheidet selbst, wie intensiv er teilnehmen möchte, z. B. kann ein Bild oder ein Leitartikel ausgeschnitten werden.

Variationsmöglichkeiten
Zeitungslesegruppe – Die Artikel werden nicht ausgeschnitten, sondern vorgetragen und darüber diskutiert.
Ein bestimmtes Thema wird vorgegeben und entsprechende Artikel dazu gesucht, z. B. aktuelle Politik, Jahreszeit.
Themen werden ausgegrenzt, z. B. Gewalt.
Nach persönlichen Hobbys werden Themen gesucht und jeder Patient erzählt davon mit Hilfe des Artikels.

☞ **Tipps**
   Nutzen und entdecken Sie Varianten, da sonst die Routine langweilt; besonders, wenn gleiche Themen über längere Zeit von den Medien behandelt werden.

In der Zeitungsschau ist die Moderation durch die Gruppenleitung besonders wichtig: Einzelne Beiträge sollen zusammengefasst, „Vielredner" eingegrenzt und „Schweiger" einbezogen werden. Dies erfordert eine gute Konzentration und Gesprächskunst, die immer wieder von Kollegen gespiegelt und reflektiert werden sollte (s. Kap. 4.3.1 und 4.3.2).

Außenaktivitäten/Ausflug/Spaziergänge

◉ **Ziele**
Trainieren von Orientierung
Ablenkung vom Krankheitsgeschehen
Förderung von Interessen
Anregung durch Reize von außen
Erproben der Belastbarkeit/Reizverarbeitung

Rahmenbedingungen
Die Gruppe sollte nicht zu groß sein, da besonders im Stadtverkehr der Überblick nicht mehr gewährleistet werden kann. Das Ausflugsziel sollte allen bekannt sein: Dies kann man zuvor in der Stationsversammlung oder bei kleinen Spaziergängen ansprechen. Den Zeitrahmen abstecken, damit die Patienten planen können (Besuch usw.).

○ **Vorbereitung/Material**
✔ Veranstaltungskalender
Stadtführer/Bilder
Klärung der Ausgangsregeln
Wie viele Pflegepersonen können mitgehen bzw. werden benötigt?
Handelt es sich um den großen, wöchentlichen Ausflug, ist bereits das Ziel, mögliche Eintrittskarten, Fahrkarten usw. geklärt.
Je nach Patienten und Schweregrad der Erkrankungen ist darauf zu achten, dass die Kleidung der Witterung entspricht, die Gruppengröße der Anzahl der Pflegepersonen angemessen ist und das Ausflugsziel die Patienten nicht überfordert.

✲ **Durchführung**
Besprechung des Zieles
Vereinbarungen mit den Patienten treffen (z. B. „Frau X, ich möchte Sie bitten in meiner Nähe zu bleiben, da Sie noch keinen freien Ausgang haben")
Neue Mitarbeiter und Krankenpflegeschüler sollten die Telefonnummer der Station und eine Telefonkarte oder Kleingeld bei sich haben, um im Notfall anrufen zu können

Während des Spaziergangs/Ausflugs wird nicht über die Erkrankung/Klinik gesprochen. Gründe: Für ein persönliches Gespräch kann man nicht die Aufmerksamkeit aufbringen; andere Patienten sollten auch Ansprache und Beachtung bekommen; die Ziele des Spaziergangs sind auf die Außenorientierung gerichtet, das Gespräch könnte sich krisenhaft zuspitzen. Besser ist: Die Aufmerksamkeit immer wieder auf die positiven Dinge lenken, z. B. Blumen und Schaufenster beachten, Interessen erfragen.

Wird der Ausflug oder Spaziergang mit einem Cafébesuch abgeschlossen, ist das Alkoholverbot zu beachten.

Gemeinsam auf die Station zurückkehren

Eindrücke in der Gruppe noch einmal besprechen

Dokumentation
Verhalten der Patienten im Verkehr, im Café
Besondere Gesprächsinhalte
Kommunikation untereinander
Informationen, die durch die Anregungen aktiviert wurden

Milieutherapeutische Wirkfaktoren
Lernen am Modell
Aktivierung
Autonomie
Mitverantwortung
Mitentscheid
Individueller Ausdruck

Geeignete Patienten
Alle bereits gesünderen Patienten. Keine Patienten mit akuter Psychose, stark suizidgefährdet, weglaufgefährdet und/oder mit akuter Manie

Varianten
Je nach Stabilität der Patienten größere oder kleinere Gruppe, evtl. auch eine Pflegeperson mit einem Patienten alleine
Besichtigungen von Ausstellungen, Museen, Märkten
Besuch von Kino, Theater, Tanzveranstaltungen, Straßenfesten
Tagesausflug mit allen Patienten, z. B. in die Berge, Dampferfahrt usw.

Tipps
- Je größer die Reizbelastung, desto kleiner sollte die Gruppe sein. Es ist nicht sinnvoll, so viel Patienten wie möglich mitzunehmen – geht es einem Patienten schlecht, hat keiner etwas davon.

Mit schwerkranken Patienten besser „1:1" gehen, d. h. eine Pflegeperson und ein Patient oder sogar zwei Pflegepersonen und ein Patient. Das Ziel ist die Bewegung im Freien, daher eher in einem Park oder Garten spazieren gehen.

Koch- und Backgruppe

- **Ziele**
  Fördern der Alltagsfertigkeit Kochen und Backen
  Kennenlernen und Anfertigen von preisgünstigen Mahlzeiten
  Gemeinsames Tun und positives Erleben
  Bestätigung von Fähigkeiten
  Ablenkung vom Krankheitsgeschehen
  Wahrnehmen von Tischkultur und angenehmen Gesprächen
  Stärkung von sozialen Fähigkeiten

  Rahmenbedingungen
  Eine Küche mit Koch- und Backherd und am besten mit einem Tisch, an dem mehrere Personen gleichzeitig arbeiten können.
  Geschirr, Backformen, Töpfe und entsprechendes Kochbesteck
  Grundnahrungsmittel und Gewürze
  Während der Kochgruppe sollte die Gruppe ungestört arbeiten können.

- **Vorbereitung**
  Gemeinsam wird ein Rezept ausgewählt und die Zutaten für den Einkauf herausgesucht bzw. aufgeschrieben.
  Muss eingekauft werden, wird entsprechend organisiert: Wer kauft wo ein und wann?

- **Material**
  Kochbuch, evtl. Rezept in Kopie austeilen
  Zutaten, Gewürze
  Kochgeschirr
  Geschirr, Besteck, Servietten, Tischdecke, Tischschmuck

  Gruppengröße
  Zwischen 3–5 Patienten

- **Durchführung**
  Begrüßung und Erklären des Ablaufs

Rezept an alle verteilen, gemeinsam studieren und die einzelnen Tätigkeiten festlegen
Eine Patientin oder Pflegeperson sollte die Koordination übernehmen: Wann muss was geschnitten, angebraten und angerichtet werden?
Während die Mahlzeit kocht, gemeinsam aufräumen und den Tisch schön decken evtl. können Gäste eingeladen werden
Gemeinsam essen und genießen (Musik)
Auf Gesprächskultur und Tischkultur achten
Abspülen und gemeinsam aufräumen
Rezept mitnehmen
Kurze Abschlussrunde

Nachbereitung
Gute preisgünstige Rezepte kennzeichnen, sammeln, Anregungen von Patienten vermerken, Vorrat überprüfen.

✍ **Dokumentation**
Verhalten, Auffassungsgabe, manuelles Geschick der Patienten
Komplexe Abläufe überblicken, absehen
Verhalten beim Arbeiten, Essen, Tischmanieren
Soziale Fähigkeiten, wie Absprachen treffen, abwarten können, unbeliebte Tätigkeiten übernehmen

Milieutherapeutische Wirkfaktoren
Lernen am Modell
Aktivierung
Leben in der Gemeinschaft
Mitverantwortung und Mitentscheid
Informationsaustausch

Geeignete Patienten
Alle Patienten, die sich eine gewisse Zeit konzentrieren und sich in einem Raum mit anderen aufhalten können. Für Patienten, die sich durch Lernen von Alltagsfähigkeiten auf ein selbstständiges Wohnen vorbereiten; die sich nichts mehr zutrauen, die früheren Fähigkeiten wieder üben und darin Bestätigung finden.

Varianten
Eine kleine Gruppe kocht für die ganze Station. Hier steht das gemeinsame Essen im Vordergrund, nicht das Erlernen und Erleben von Kochen und Backen zur Selbstversorgung
Backen für die Weihnachtszeit, Backen von Geburtstagskuchen

☞ **Tipps**
Auch bei dieser Gruppe können gesündere Patienten die Koordination übernehmen, die Pflegeperson unterstützt die noch kränkeren Patienten und führt durch den Ablauf.
Für depressive Patienten kann eine Kochgruppe mit anschließendem schön gestalteten Essen ihre depressiv gefärbte Wahrnehmung ins positive umkehren.

Spielgruppe

◉ **Ziele**
Spielerische Kontaktaufnahme
Sich selbst in einer kleinen Gruppe erleben
Gewinnen und verlieren können
Förderung der Wahrnehmungs- und Konzentrationsfähigkeit
Kommunikation und Interaktion in der Zweierbeziehung

Rahmenbedingungen
Unterschiedliche Spiele zur Auswahl stellen (Abb. 2.7)
Die Spielgruppe kann sich spontan zwischen zwei oder mehreren Personen ergeben, oder wird geplant, wobei an verschiedenen Tischen verschiedene Spiele angeboten werden.

Sitzordnung
Pro Spiel an einem kleinen Tisch, um sich gegenseitig nicht zu stören

○ **Vorbereitung**
Möglich: Die verschiedenen Spiele mit der jeweiligen Anzahl der Spieler auflisten, damit sich jeder eintragen kann.
Spielplan mit Beginn und Ende aushängen
Eventuell für die Gewinner an jedem Tisch einen Preis vorbereiten

✱ **Durchführung**
Begrüßung der Spielgemeinschaft
Ablauf, Zeitrahmen und Gewinnmöglichkeiten darstellen
Nach ca. 45–60 Minuten Preisverleihung
Kurze Rückmelderunde
Beenden

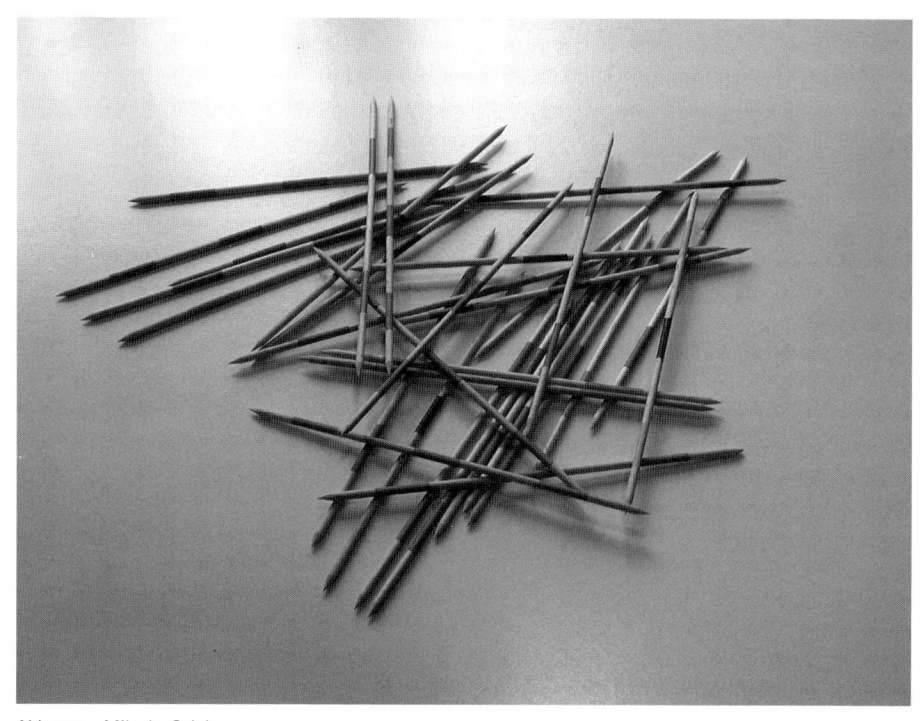

Abb. 2.7 Mikado-Spiel

Nachbereitung
Spiele aufräumen
Gewinnerliste aushängen

Dokumentation
Verhalten, Frustrationstoleranz, Kreativität der Patienten
Fähigkeit zu verlieren und zu gewinnen
Durchsetzungsvermögen
Konzentration und Ausdauer der Patienten

Milieutherapeutische Wirkfaktoren
Informationsaustausch
Individueller Ausdruck
Lernen am Modell
Leben in der Gemeinschaft
Aktivierung

Geeignete Patienten

Alle Patienten, die sich auf die Dauer eines Spieles konzentrieren können; dies ist relativ variabel, da unterschiedliche Spiele mit unterschiedlichen Ansprüchen angeboten werden.

Nicht geeignet für Patienten in der akuten Manie, da sie durch den Wettbewerbscharakter noch stärker in den manischen Symptomen verstärkt werden.

Ebenfalls könnten sich sehr depressive Patienten in ihrem Gefühl der Unfähigkeit verstärkt fühlen.

Varianten

Tischtennisturniere: Mannschaften werden aufgestellt, die im Laufe einer Woche gegeneinander spielen; Endspiel ist dann z. B. am Freitag
Kegeln: Wettkampf zwischen verschiedenen Gruppen mit Preisverleihung
An zwei oder drei Tischen wird das gleiche Spiel gespielt
Spontan findet sich eine Gruppe, die gemeinsam ein Spiel auswählt und ohne Wettbewerb spielt

☞ Tipp

Nicht immer alle vorhandenen Spiele der Station anbieten, sondern nur eine Auswahl, die auf die aktuellen Patienten abgestimmt ist. Die Patienten werden nicht überfordert, die nächsten Spielnachmittage werden attraktiver.

Tanznachmittag/Tanzabend

◎ Ziele

Ungezwungenes Erleben von Gemeinschaft und Musik
Bewegung und Kontakte spielerisch erfahren
Ablenkung von der Erkrankung
Aktivierung von schönen Erinnerungen
Gefühle auf nonverbalem Wege hervorrufen

Rahmenbedingungen

Ein großer Raum, Boden zum Tanzen geeignet
Fenster zum Lüften, Tische und Stühle
Eine Stereoanlage, die dem Raum entspricht
Auswahl an verschiedener Musik, Discjockey
Alkoholfreie Getränke, Knabberzeug, Gläser an der Getränkebar

Sitzordnung
Ungezwungen, mit genügend Platz für Tanzfläche

○ **Vorbereitung**
Getränke und Knabberzeug einkaufen
Raum richten
Anlage aufbauen
Musik zusammenstellen
Veranstaltungskomitee bilden: Wer macht was?
Einladung an die anderen Stationen mit abgestecktem Zeitrahmen

✶ **Durchführung**
Begrüßung der Gäste
Darstellen der Möglichkeiten, Regeln (z. B. Rauchpausen)
Dauer bekannt geben
Zum Schluss: Ende ankündigen
Verabschiedung der Gäste
Gemeinsames Aufräumen

Nachbereitung
z. B. bei der nächsten Stationsversammlung Erfolg/Misserfolg besprechen: Was war gut, was hätte besser laufen können?

✍ **Dokumentation**
Beobachtbare Veränderungen im Verhalten von Patienten
Kontaktfähigkeit und -freudigkeit
Bewegungsfähigkeit und -freudigkeit
Ressourcen, die sichtbar geworden sind
Wie wurde das gemeinsame Arbeiten erlebt?

Milieutherapeutische Wirkfaktoren
Gemeinschaftszentrierte Gruppe
Mitentscheid
Mitverantwortung
Aktivierung
Lernen am Modell

Geeignete Patienten
Gebesserte Patienten insgesamt. Sehr manische Patienten eher nicht, da sie sich zwangsläufig darstellen müssen. Sehr depressive Patienten sind überfordert, es besteht die Gefahr einer Verschlechterung ihres Zustandes.
Bei schizophrenen wahnhaften Patienten muss individuell entschieden werden.

Varianten
Faschings-Kostümfest mit Kostümprämierung
Sommerfest im Freien

☞ **Tipps**
   Wenn geeignete Räume vorhanden sind, ist ein Tanzabend/Tanzfest mit relativ wenig Aufwand meist ein Erfolg. Er bietet gerade abends eine schöne Alternative zum Fernsehen.
   Gerade in der Gerontopsychiatrie oder auf Stationen mit Patienten, die in ihren verbalen Möglichkeiten eingeschränkt sind, ist Musik und Bewegung ein schönes Medium. Dies gilt auch für die Arbeit mit der Biographie (alte Schlager/Oldies)

Märchengruppe/Literaturgruppe

◎ **Ziele**
Ablenkung vom Krankheitsgeschehen
Förderung von Erinnerung und damit verbundene Gefühle
Austausch und sich erleben in der Gruppe
Fördern des Gemeinschaftserlebens
Herstellen einer hoffnungsvollen Atmosphäre

Rahmenbedingungen
Die Teilnahme der Patienten ist freiwillig.
Ein störungsfreier Raum mit bequemen Stühlen im Sitzkreis und einer angenehmen Atmosphäre (Abb. 2.8).
Der Zeitrahmen ist ungefähr 60–70 Minuten. Es bieten sich besonders die frühen Abendstunden an.

○ **Vorbereitung**
Raum lüften, ggf. heizen.
Raum mit entsprechender Dekoration in der Mitte des Sitzkreises vorbereiten.
Auswahl des Märchens passend zu den aktuellen Stimmungen/Themen in der Patientengruppe.
Einladung mit dem Titel des Märchens an das schwarze Brett hängen.

✔ **Material**
Märchenbücher, Fabeln, Sagen, Lyrik
Bilder, Gegenstände, Blumen, Laub passend zum Märchen
Passende Beleuchtung (Kerzen/Schwimmkerzen)

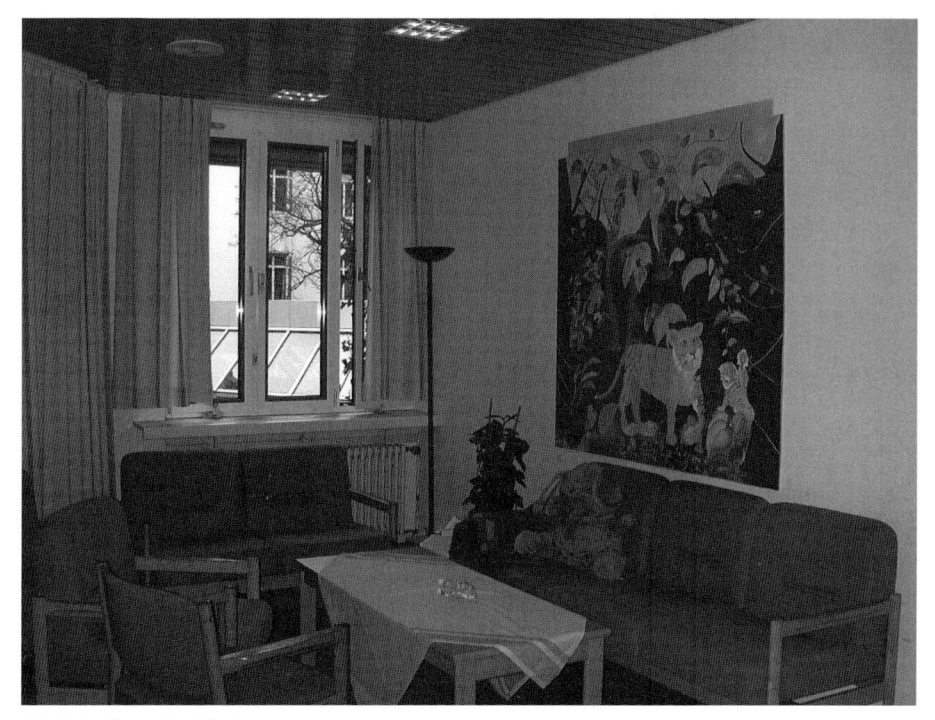

Gruppenlandschaft in der psychiatrischen Pflege

Abb. 2.8 Raum für Märchengruppe

Duftlampe
Tee kochen, ausreichend Tassen und Zutaten bereitstellen

Gruppengröße
6–8 Personen

Gruppenleitung
Eine Pflegeperson, evtl. eine Helferin (Krankenpflegeschülerin)

Durchführung
Begrüßung
Tee anbieten
Einführung mit Bild, Material in der Mitte des Kreises, evtl. Thema raten lassen
Das Märchen vorlesen, bestenfalls frei erzählen
Anregungen geben, über das Märchen zu reden. Beispiele: *„Welche Stelle hat Ihnen besonders gefallen?" „Welche Stelle hat Ihnen nicht gefallen?" „Kennen Sie das Märchen aus Ihrer Kindheit?" „Welche Märchen haben Sie ihren Kindern erzählt?"* Häu-

fig kennt die ältere Generation Märchen aus der Zeit als ihre Kinder klein waren. Oder es werden Themen aus dem Märchen aufgenommen. Beispielsweise bei dem Märchen „Die zertanzten Schuhe": *„Haben Sie auch gerne getanzt?"* (Metzger 2000)
Abschlussrunde
Verabschiedung

Nachbereitung
Gemeinsam Raum aufräumen

Dokumentation
Erleben der Patienten
Reaktionen auf Erinnerungen
Beiträge und Mitwirken der einzelnen Patienten

Milieutherapeutische Wirkfaktoren
Individueller Ausdruck
Informationsaustausch
Lernen am Modell

Geeignete Patienten
Besonders ältere Patienten, depressive Patienten, die eine gewisse Zeit ruhig sitzen bleiben und zuhören können

Varianten
Es kann jede Geschichte mit einem hoffnungsvollen Ausblick verwendet werden.

Tipps
- Zur Vorbereitung die Geschichte mehrmals laut für sich lesen. Nur Geschichten verwenden, die eine positive Stimmung wecken.
- Diese Gruppe verlangt von den Patienten keine Aktivität im Sinne von Leistung. Sie können die schöne Atmosphäre genießen, zuhören und über das sprechen, was sie denken und fühlen.

Sonntagsfrühstück/Sonntagscafé

Ziele
Erfahren eines familienähnlichen Milieus
In entspannter Atmosphäre angenehm essen
Kennenlernen von Alternativen
Genussfähigkeit und Sinnesfreuden trainieren

Rahmenbedingungen
Möglichkeiten für die Tischgestaltung
Am Sonntag sind häufig nur noch wenige Patienten da, es gibt keinen Termindruck durch Therapien oder Untersuchungen

✔ **Material**
Tischdecken
Servietten, Blumen

Gruppenleitung
1 Pflegeperson mit Mithilfe von Patienten

○ **Vorbereitung**
Durch ein Plakat an der Pinwand oder als Besprechungspunkt bei der Stationsversammlung darauf aufmerksam machen
Auch bei Tablett-System können alle Frühstückszutaten (auf Diätkost achten) in schönen Schalen bzw. Tellern angerichtet werden
Jeder Platz ist schön gedeckt
Leise Musik
Das Frühstück findet später statt, es kann ausgeschlafen werden

✻ **Durchführung**
Gemeinsamer Beginn – Begrüßung
Länger schlafende Patienten können auch später dazu kommen
Gesprächsthemen suchen, an denen sich alle beteiligen können
Durch Moderation versuchen, die Patienten zu bewegen, länger als sonst am Tisch sitzen zu bleiben
Gemeinsames Aufräumen

Nachbereitung
Vereinbarung für das nächste Wochenende treffen

✎ **Dokumentation**
Mitarbeit bei der Vorbereitung
Gespräche und Interaktion
Genussfähigkeit der einzelnen Patienten
Essverhalten

Milieutherapeutische Wirkfaktoren
Lernen am Modell

Aktivierung
Informationsaustausch
Mitentscheid
Mitverantwortung
Autonomie
Leben in der Gemeinschaft

Geeignete Patienten
Alle

Varianten
Ein Treffen am Sonntag Nachmittag mit Kaffee und Kuchen mit den besuchenden Angehörigen

☞ **Tipps**
Häufig sind die kränkeren Patienten an den Sonntagen auf der Station. Diese Gruppe verlangt von den Patienten keine besonderen Fähigkeiten; hier steht die gemeinsame Mahlzeit in angenehmer Atmosphäre im Vordergrund.
Wenn möglich sollte ein kleinerer Raum genutzt werden – nicht der sonst übliche Speiseraum.

Milieugestaltung auf der Station

◎ **Ziele**
Gemeinsame Dekoration der Stationsräume den Jahreszeiten entsprechend
Aktivierung von Erinnerungen
Ablenkung von der Erkrankung
Erleben einer Tagesstruktur
Fördern von Kreativität
Bestätigung des Selbstwertes durch gelungene Aktivitäten

Rahmenbedingungen
Die Gruppe kann je nach Bedarf spontan oder als Teil einer Alltagsgruppe stattfinden
Es muss die Möglichkeit vorhanden sein, gemeinsam an einem größeren Tisch zu basteln

○ **Vorbereitung**
Was soll gestaltet werden?

Werden Zweige, Blätter etc. benötigt?
Wer nimmt daran teil?
Tee kochen, Tassen und Zutaten bereitstellen

✔ **Material**
Scheren, Klebstoff, Blätter, Zweige je nach Jahreszeit und Planung

Gruppenleitung
Eine Pflegeperson, unter Umständen eine Helferin

✽ **Durchführung**
Begrüßung
Gemeinsame Planung/Besprechung/Ideensammlung zum Thema
Evtl. gemeinsam dabei Tee trinken
Aufgaben verteilen
Kleingruppen bilden und Aufgaben durchführen
Gemeinsam dekorieren
Abschluss: Begutachtung des Werkes und Besprechung (Abb. 2.9)

Nachbereitung
Gemeinsames Aufräumen

✎ **Dokumentation**
Mitarbeit der Patienten
Ideen, Kreativität
Kooperation der Einzelnen
Krankheits-/Gesundungszeichen

Milieutherapeutische Wirkfaktoren
Mitverantwortung
Mitentscheid
Lernen am Modell
Informationsklarheit
Individueller Ausdruck
Aktivierung
Leben in der Gemeinschaft

Gruppengröße
4–6 Patienten

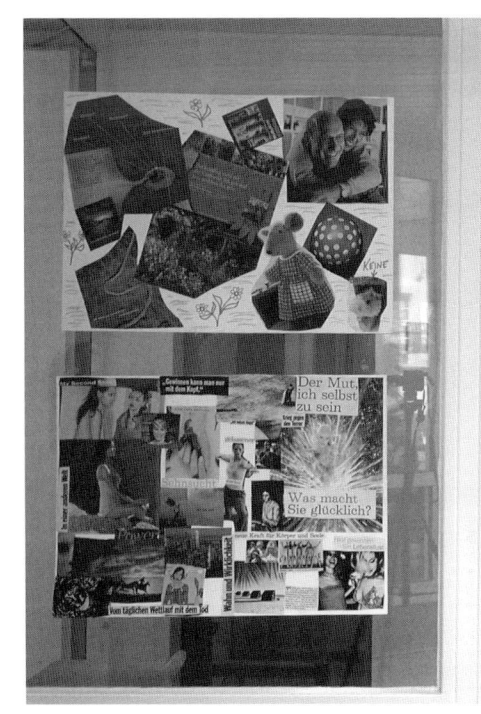

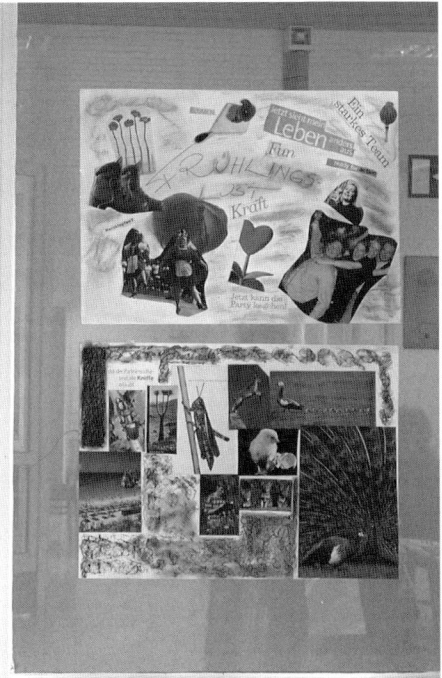

Abb. 2.9 Gruppe zur Milieugestaltung

Geeignete Patienten
Alle; Kränkere Patienten können mit Unterstützung teilnehmen. Diese Gruppe ist häufig eine Alternative zur Arbeits- und Beschäftigungstherapie und betrifft die noch auf Station verbliebenen kränkeren Patienten.

Varianten
Faschings-, Frühlings-, Oster-, Herbst-, Advents- und Weihnachtsdekoration der Station

☞ Tipp
Die bewusste Gestaltung der Räume den Jahreszeiten entsprechend regt immer wieder zu schönen Gesprächen über Kindheitserinnerungen an. Im gemütlichen Rahmen bei einer Tasse Tee kann sich erinnert und auch geplant werden. Diese Gruppe bietet ein schönes Erlebnis sowohl für die Patienten als auch für die Gruppenleitung – keine Pflegeperson sollte sie sich entgehen lassen.

„Erzähl-Café"

Das Erzähl-Café wurde für die Frauen einer Langzeitwohngruppe für chronisch psychisch kranke Menschen entwickelt (vgl. Eder 2000)

◉ Ziele
Förderung von Alltagsfähigkeiten
Entwicklung sozialer Kompetenzen in der Gruppe
Kennen und einhalten von Gruppenregeln
Ablenkung von belastenden Gefühlen
Sich in der Gruppe erleben und positive Rückmeldung erfahren
Trainieren von Zuhören und Reden

Rahmenbedingungen
Ruhiger störungsfreier Raum mit ausreichend Stühlen und einem großen Tisch
Finanzielle Mittel, um entsprechendes Material einzukaufen

Gruppengröße
6–8 Bewohnerinnen/Patientinnen

○ Vorbereitung
Getränke, Obst einkaufen, Kaffee und Kuchen je nach Jahreszeit und Thema
Einladung verteilen
Z. B. Obstsalat bereiten mit freiwilligen Helferinnen
Tisch decken

✔ Material
Je nach Thema; Beispiel: bei „Frühlingserwachen" verschiedene Frühlingsblumen, Zweige, Frühlingsgedichte auf Zettel schreiben und je eines an eine Blume, Zweig hängen
Getränke
Servietten, Tischtuch, Geschirr

Gruppenleitung
1 weibliche Pflegeperson

✲ Durchführung
Zu Beginn Säfte und selbstgemachten Obstsalat anbieten. Das erleichtert den Bewohnerinnen, sich auf die Gruppensituation einzustellen
Dann werden die vorbereiteten Blumen und Zweige präsentiert.
Jede Bewohnerin darf sich ein Blume aussuchen

Jede liest ihr Gedicht vor
Über diese Anregung entsteht ein Gespräch über Erinnerungen, Vorlieben, Wissen über das Thema
Zum Abschluss eine Rückmelderunde: *„Wie hat Ihnen unser Treffen gefallen?"*
Einladung zum nächsten Treffen verteilen
Jede Bewohnerin nimmt ihre Blume mit in ihr Zimmer

Nachbereitung
Gemeinsam aufräumen

Dokumentation
Beobachtung zur Gruppendynamik
Ausdrucksfähigkeit, Ausdauer der einzelnen Bewohnerinnen
Verhalten in der Gruppensituation

Milieutherapeutische Wirkfaktoren
Mitverantwortung
Autonomie
Informationsaustausch
Individueller Ausdruck
Lernen am Modell
Aktivierung

Geeignete Patienten
Dieses Angebot ist für alle Bewohnerinnen/Patientinnen geeignet, die eine Weile sitzen bleiben können und die Situation einer Kleingruppe aushalten. Jede bestimmt den Umfang ihrer Teilnahme selbst.

Varianten
Die Themen, die sich für das Erzähl-Café anbieten sind vielfältig z. B.
„Brauchtum – gestern und heute"
Vorlesen verschiedener Geschichten, Märchen, Gedichte
„Mein Leibgericht"
„Pflege für Haut und Haar" usw. (Eder 2000)

Tipp
Diese Gruppe lebt von dem Engagement und der Kreativität der Gruppenleitung. Das Einbeziehen der Bewohnerinnen in jeden Schritt der Vorbereitung und Nachbereitung lässt eine Gemeinschaftsgefühl entstehen, das häufig im Laufe von vielen Krankenhausaufenthalten und Wohnortwechseln verlorengegangen ist.

2.6.2 Psychoedukation in Gruppen

Nachdem sich mehr und mehr die Verhaltenstherapie auf den psychiatrischen Stationen durchgesetzt hat, entstanden aus der Erkenntnis, dass Verhalten durch systematische Übung verändert werden kann, auch im Bereich der Pflegerischen Gruppen neue Inhalte.

Die folgenden Gruppen sollten nur von Pflegepersonen geleitet werden, die über entsprechende Erfahrung und Fort- und Weiterbildung verfügen.

Genussgruppe

Die Grundlagen dieser Genussgruppe wurden aus dem Konzept von Koppenhöfer und Lutz genommen und nach König (2000) modifiziert.

Über je eine Stunde werden alle 5 Sinne in den Mittelpunkt dieser Gruppe gestellt. Beispielsweise in der Reihenfolge: **Riechen, Tasten, Schmecken, Sehen und Hören.**

◎ **Ziele**
Sensibilisierung aller Sinne
Wiedererlernen des Genießens
Reaktivieren von genussvollen Erinnerungen

Rahmenbedingungen
Diese Gruppe sollte in einer festen Zusammensetzung an Teilnehmern und Gruppenleitung für 6 Sitzungen à ca. 60 Minuten stattfinden. In einem ruhigen Raum sitzen die Teilnehmer im Kreis, in der Mitte befinden sich entweder auf einem kleinen Tisch oder auf dem Boden auf einem Tuch ausgebreitet die jeweiligen Genussmittel. Diese Stimulanzien sollen einen Bezug zum Alltag haben und das jeweilige Sinnesorgan ansprechen, z. B. frisch gemahlener Kaffee, frisches Brot, das Geräusch von klappernden Kaffeetassen, das Bild einer heimischen Landschaft, ein Samttuch.

Gruppenleitung
1–2 Pflegepersonen

○ **Vorbereitung**
Arbeitsblatt mit den Genussregeln für jeden Patienten erstellen (Abb. 2.10)
Für die unterschiedlichen Stunden die nötigen sowie ausschließlich positiven und alltäglichen Stimulanzien besorgen, z. B. Riechen: frisch gemahlener Kaffee, Blumen, ein Holzstück, ein Tannenzweig, ein aufgeschnittener Apfel usw.

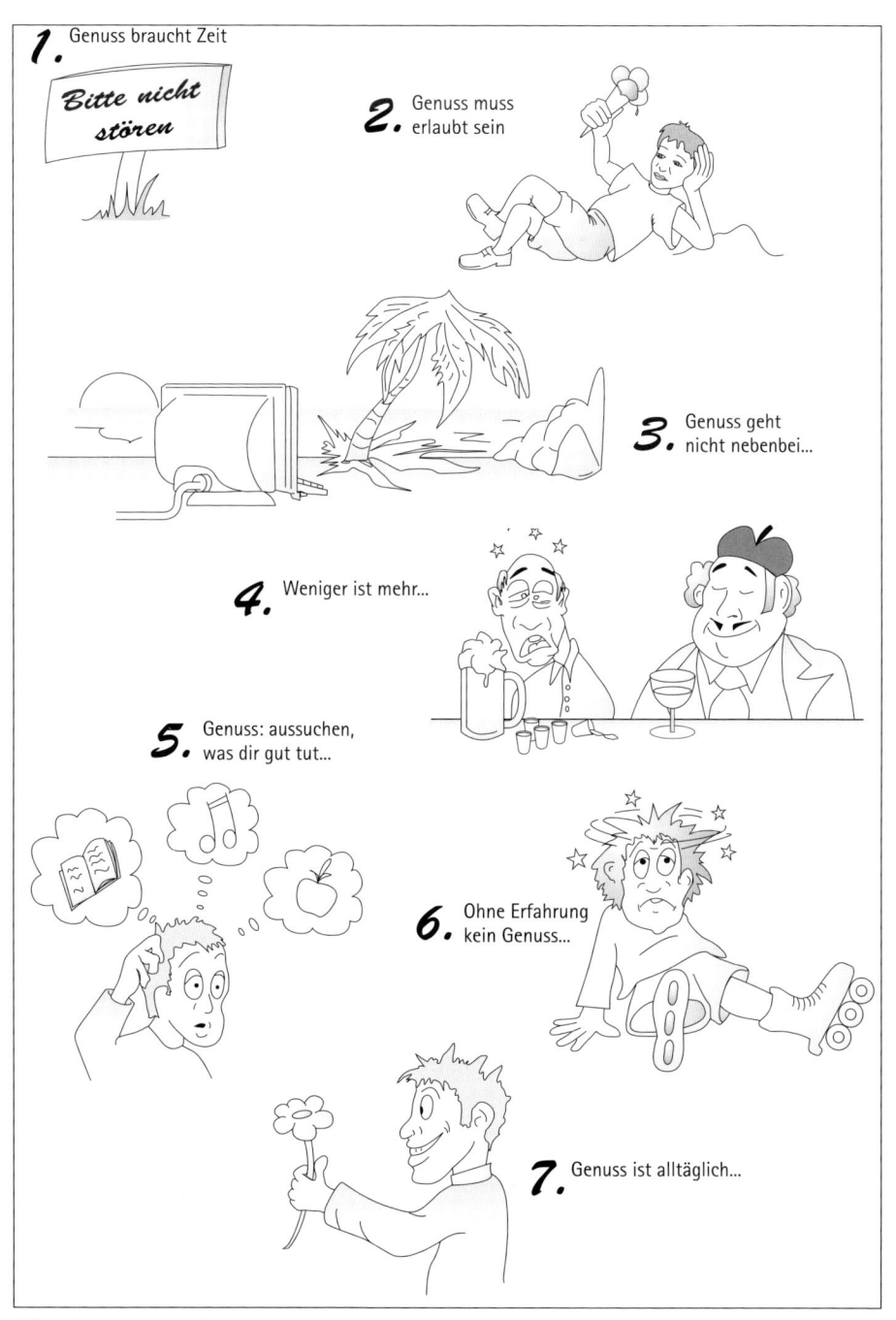

Gruppenlandschaft in der psychiatrischen Pflege

1. Genuss braucht Zeit
2. Genuss muss erlaubt sein
3. Genuss geht nicht nebenbei...
4. Weniger ist mehr...
5. Genuss: aussuchen, was dir gut tut...
6. Ohne Erfahrung kein Genuss...
7. Genuss ist alltäglich...

Abb. 2.10 Genussregeln

Professionalität in der Gruppenleitung

Gruppengröße
Maximal 8 Personen

�֍ **Durchführung**
Begrüßung
1. Stunde: das Gruppenthema, Regeln und Genussregeln erläutern, offene Fragen beantworten. „Allgemeine Anweisungen:
Beachten der Genussregeln
Treffendes Benennen, kein Zerreden der Erfahrungen
Unangenehme Empfindungen nicht vertiefen; bei Fehlen von Angenehmen das am wenigsten Unangenehme benennen, suchen lassen
Hinwenden zu aktuellem Erleben bei negativen Erinnerungen
Nachfragen bei Zweifel über angenehmen/unangenehmen Charakter von Empfindungen, zur Fokussierung der Aufmerksamkeit." (König 2000)
2. Stunde: **Riechen**; Begrüßung und Verweis auf das Arbeitsblatt „Genussregeln"
„Ablauf: Gruppenleiter instruiert und demonstriert den Umgang mit dem Material:
„Ich habe hier einige Dinge vorbereitet, die alle eines gemeinsam haben, nämlich gut zu duften. Stellen Sie sich nun darauf ein, diese in Ruhe aufzunehmen. Ich werde Ihnen nun einen Geruch vorgeben, den Sie zunächst auf sich wirken lassen. (Genuss braucht Zeit!)." (Koppenhöfer/Lutz 1983 S. 3)
Beispiel: Einen Apfel aufschneiden und riechen lassen
- Patienten erkunden die Stimulanzien, probieren aus und wählen aus dem Angebot ihre bevorzugte Stimulanz aus
- Patienten berichten ihre Eindrücke, Bilder, Vorstellungen
- Jeder wählt eine Genussregel aus, die für ihn zu diesem Stimulanz passt
- Hausaufgabe: z. B. Riechen, jeder soll in seinem Umfeld Düfte bewusster wahrnehmen und sich vornehmen, z. B. einen Geruchsspaziergang zu machen
- In der nächsten Stunde wird am Anfang die Hausaufgabe besprochen". (König 2000)
Beenden mit einer kurzen Rückmelderunde

Nachbereitung
Gemeinsam aufräumen

✎ **Dokumentation**
Bereitschaft der Patienten, sich auf den Genuss einzulassen
Genussfähigkeit der Patienten
Rückmeldungen der Patienten

Milieutherapeutische Wirkfaktoren
Autonomie
Individueller Ausdruck
Reflexion
Aktivierung
Leben in der Gemeinschaft: Patientenzentrierte Kleingruppe

Geeignete Patienten
Patienten mit Depressionen
Abhängigkeitserkrankte
Patienten mit Essstörungen
Patienten mit Psychosomatosen

Variationen/Inhalte der folgenden Stunden
3. Stunde: **Tasten**; dies hat wie das Riechen einen unmittelbar ansprechenden Charakter. Watte, Stein, Holz, Blätter etc. mit der Hand ertasten
4. Stunde: **Schmecken**; die unterschiedliche Konsistenz der Stimulanzien wie Äpfel, salzige Nüsse, Bananen, Knäckebrot werden mit den Lippen und der Zunge erfasst. Die Geschmacksrezeptoren erklären und ausprobieren lassen: auf der Zungenspitze süß, an den Seiten sauer, am Zungengrund bitter und auf der Gesamtfläche der Zunge salzig. Als Hausaufgabe kann vorgeschlagen werden, außerhalb der Einrichtung gemeinsam zum Essen zu gehen. Anmerkung: Das Schmecken kann von Patienten mit Anorexie und bei Depression unter Umständen als belastend erlebt werden.
5. Stunde: **Hören**; es werden Alltagsgeräusche wie Papierrascheln, Windgeräusche, Blätterrauschen, Klappern von Tassen bewusst wahrgenommen. Häufig steht hier der Überraschungseffekt vor dem Genussaspekt. Die Aufmerksamkeit sollte aber auf den genussvollen Aspekt gerichtet werden.
6. Stunde: **Sehen**; Gegenstände mit klaren Farben (Farbwahrnehmung) und Strukturen wie Kieselsteine, Gräser, Ziegel, Bilder von Landschaften usw. werden genau betrachtet.
Abschluss: Rückschau und nochmalige Betonung der erlernten Genüsse mit Ausblick auf die zukünftigen Möglichkeiten der Wahrnehmung (Koppenhöfer/Lutz 1983)

☞ **Tipp**

Jeder Schritt wird von der Gruppenleitung vorgezeigt und erklärt. Das bewusste Wahrnehmen ist eines der Hauptziele der Genussgruppe. Die Gruppenleitung ist eher Modell als Instrukteur. (König 2000)

Selbstsicherheitstraining/soziales Kompetenztraining/Rollenspiel

Hier werden Alltagsfähigkeiten gefördert – ein Bereich, in dem sich die Pflege als Experten für den Alltag definiert. Alltagsfähigkeiten sind sowohl Fähigkeiten, sich selbst zu versorgen wie waschen, kleiden, essen und trinken als auch soziale Fähigkeiten: Wie gestaltet sich die Beziehung? Wie wird sie begonnen, beendet? Wie werden Verabredungen eingehalten? Wie knüpfen sich Kontakte, wie grenzt man sich von anderen ab, wie steht man für seine Bedürfnisse ein? Kann sie Nein sagen? (Abb. 2.11)

Für diese Inhalte gibt es zum einen standardisierte Trainingsmanuale wie z. B. „GSK – Gruppentraining sozialer Kompetenzen" (Pfingsten und Hinsch 1998; Roder/Brenner/Kienzle/Hodel 1997), zum anderen halbstandardisierte Versionen, die jeweils auf die Patientenbedürfnisse zugeschnitten sind. Hier kann mit persönlichen Beispielen von Patienten gearbeitet werden.

Ziele
Die eigenen Rechte erkennen, äußern und durchstehen (siehe soziales Kompetenztraining)
Lob und Anerkennung äußern
Kritik üben und annehmen
Wünsche, Forderungen stellen
Nein sagen
Sich öffentlicher Beachtung aussetzen
Erkennen von Defiziten
Stärkung der Fähigkeit, Kontakt herzustellen und zu halten
Stärkung der Fähigkeit, in der Situation angemessen zu kommunizieren
Gemeinsames Lernen und lernen voneinander

Rahmenbedingungen
Diese Gruppen erfordern Rollenspiele durchzuführen, d. h. die Gruppenleitung hat eine spezielle Fortbildung. Die Gruppe sollte in einem ruhigen, geschlossenen Raum stattfinden. Die einzelnen Rollenspiele mit einer Videokamera aufzunehmen, ist für die Rückmeldung an die Patientinnen sehr hilfreich. Diese Gruppe hat für 8–10 Sitzungen feste Teilnehmer.

Gruppenleitung
1 Leitung, 1 Co-Leitung

Gruppengröße
6–8 Patienten

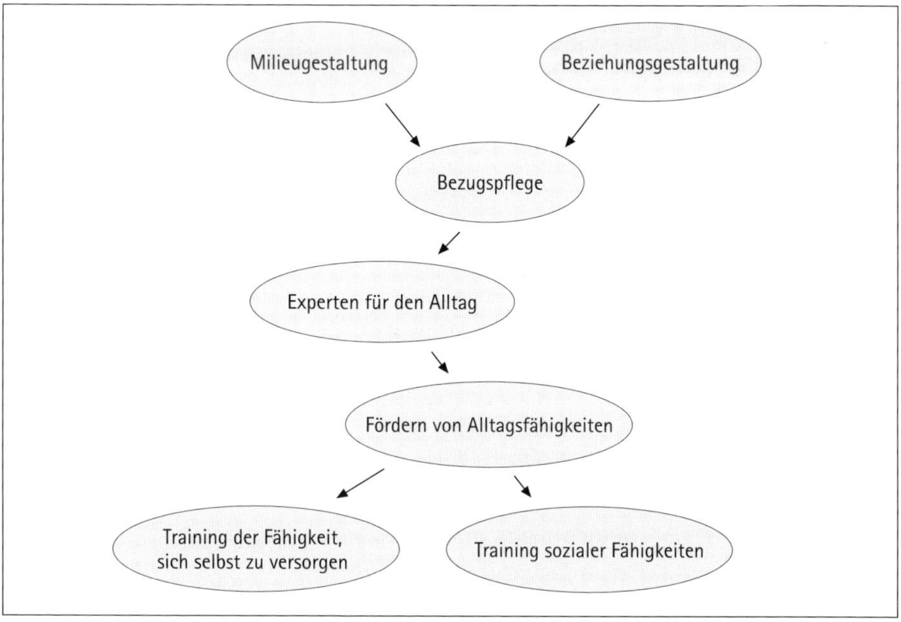

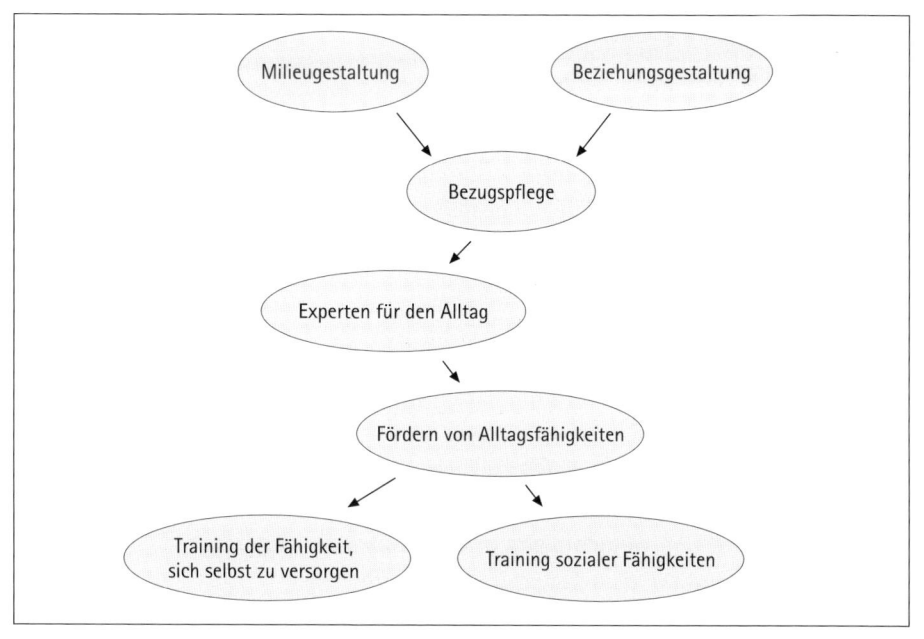

Abb. 2.11 Training sozialer und lebenspraktischer Fertigkeiten

Sitzordnung

In einem Sitzkreis

✔ **Material**

Flipchart-Block

Stifte

Videokamera und Fernseher

Evtl. Arbeitsblätter für die Patienten mit den Anweisungen für die Verhaltensänderung

Konzept eines Trainings (GSK oder IPT = Integriertes psychologisches Therapieprogramm für schizophrene Patienten)

✲ **Durchführung**

Begrüßung der Teilnehmer

In der ersten Stunde werden die Regeln der Gruppe festgelegt

Ebenfalls festgelegt sind die Regeln des Rollenspiels (s. Kap. 4.1) und häufig eine Verpflichtung der Patientinnen zur Mitarbeit bzw. zur Verhaltensänderung.

Klärung von Verhaltensweisen: Was ist aggressives Verhalten? Was ist selbstunsicheres Verhalten? Was ist selbstsicheres Verhalten?

In den weiteren Stunden werden zuerst die Ergebnisse der „Hausaufgaben" besprochen: Das sind Übungen in der Realität von den in den Vorstunden besprochenen Verhaltensänderungen
Neue Inhalte werden besprochen, evtl. im Skript/Arbeitsblatt bearbeitet
Zu diesem Bereich werden Rollenspiele durchgeführt, evtl. auf Video aufgenommen
Auswertung des Rollenspiels: Die Rollenspieler werden als erstes befragt: *„Wie haben Sie sich gefühlt? Was an Ihrem Verhalten war selbstbewusst? Haben Sie Ihre Ziele erreicht?"*
Dann werden die Rollenspiele besprochen, sowohl von den beobachtenden Patienten als auch von den Gruppenleitern wird Rückmeldung gegeben: Wie wurden die Rechte vertreten? Wie war die Körperhaltung? Wie war der Blickkontakt? usw.
Wichtig dabei ist, dass die Rückmeldungen positiv formuliert werden, z. B. *„Als Sie Ihre Forderung gestellt haben, haben Sie dem Verkäufer ruhig und fest in die Augen gesehen..."*
Nach diesem Vorgehen werden mehrere Rollenspiele durchgeführt
Zum Abschluss wird die neue Hausaufgabe besprochen
Ein Blitzlicht der Befindlichkeit der einzelnen Patientinnen rundet diese Sitzung ab
Verabschiedung

Nachbereitung
Die Gruppenleitungen besprechen die Sitzung nach Vorkommnissen, Veränderungen der Patienten
Raum aufräumen und Videofilm zurückspulen

Dokumentation
Beobachtbare Veränderungen im Verhalten der Patienten
Aktive Teilnahme im Rollenspiel/an der Rückmeldung

Milieutherapeutische Wirkfaktoren
Mitverantwortung
Autonomie
Reflexion
Lernen am Modell
Aktivierung
Leben in der Gemeinschaft: Kleingruppentherapie
Individueller Ausdruck

Geeignete Patienten
Patienten mit unsicheren Verhaltensweisen; Patienten mit einer chronisch schizophrenen Psychose, die sich lange Zeit isoliert haben (spez. IPT); Patienten, die sich in der Gemeinschaft nur mit aggressivem Verhalten durchsetzen können.

Varianten
Alle Inhalte des sozialen Kompetenztrainings können auch in Einzelarbeit mit den Patienten geübt werden. Viele Patienten benötigen Unterstützung in einzelnen Punkten, z. B. Wie frage ich eine Mitpatientin, ob sie mit mir ins Café geht?
Teile des sozialen Kompetenztrainings in eine „Alltagsgruppe" integrieren, die auch praktische Alltagsfähigkeiten wie kochen und backen beinhaltet.

☞ **Tipp**
Sinnvoll ist es, selbst in einer Fortbildung die Inhalte kennenzulernen. Es kann nicht oft genug geübt werden, z. B. Kritik zu üben oder angemessen anzunehmen. Die Erfahrung zeigt, dass Pflegepersonen, die für die sozialen Fähigkeiten oder Defizite der Patientinnen sensibilisiert waren, sehr deutlich die Notwendigkeit gesehen haben, Unterstützung dafür anzubieten.

Kognitive Differenzierung/Gedächtnistraining/Gehirnjogging

Für das Training der Gehirnleistungen gibt es viele verschiedene Konzepte und Programme, die bis ins Detail ausgearbeitete Inhalte für die verschiedenen Gruppen anbieten. Beispielsweise ist die Kognitive Differenzierung ein Unterprogramm des „Integrierten Psychologischen Therapieprogramms für schizophrene Patienten" (Roder et al. 1997). Das „heitere Gedächtnistraining" nach Franziska Stengel ist ein Programm, das alle Sinne anspricht und trainiert. Aus den Schriften des „Mentalen-Aktivierungs-Trainings" können Übungen verwendet werden, die für Patienten geeignet sind, die nicht unter geistigen Abbau leiden.

Pflegende können auch mit einfachen Mitteln selbst Inhalte für ein „Gehirntraining" zusammenstellen und so spielerisch die Patienten aktivieren.

Weiterführende Literatur
Stengel F. Heitere Gedächtnisspiele. 1997, memo Verlag Hedwig Ladner
Roder/Brenner/Kienzle/Hodel. IPT, Integriertes psychologisches Therapieprogramm für schizophrene Patienten. 1997 Beltz Psychologie Verlagsunion
Zeitschrift der Gesellschaft für Gehirntraining e. V. Geistig fit. VLESS Verlag

◉ **Ziele**
Aktivierung der geistigen Leistungsfähigkeit
Schulung der Denkfähigkeit, Konzentration und Aufmerksamkeit
Verbesserung der Denkklarheit und des geordneten Denkens
Erleichterung der Kommunikation
Aktivierung der Wahrnehmung
Steigerung der Merkfähigkeit
Übung des Erinnerungsvermögens

Entspannungsgruppe „Progressive Muskelentspannung nach Jacobson"

◉ **Ziele**
Kennen lernen der Entspannungsmethode
Sensibilisierung für die eigene Anspannung
Reduktion von Nervosität, Stress und Schlafstörungen
Positive Wahrnehmung von Entspannungsgefühlen im eigenen Körper

Rahmenbedingungen
Die Pflegeperson sollte eine Fortbildung in der Entspannungsmethode besucht haben
Ein ruhiger Raum mit Fenster und Heizung
Bequeme Stühle oder Sessel oder Matten
Die Patienten wurden entweder in der Gruppe oder im Einzelgespräch über die Methode (Sinn, Ziele, Ablauf) informiert

Sitzordnung
Die Patienten liegen oder sitzen im Kreis, die Gruppenleiterin sollte alle im Blickfeld haben

○ **Vorbereitung**
Eine Version der Entspannungsmethode, die auf dieser Station benützt wird
Raum lüften und ggf. heizen
Stühle/Matten im Kreis aufstellen
Evtl. Kassettenrecorder/CD-Player und Entspannungsmusik
Eine kleine Lichtquelle für die Gruppenleitung

✳ **Durchführung**
Begrüßung der Patienten
Klärung, ob auf bequeme Kleidung, warme Socken usw. geachtet wurde
„Befindlichkeitsrunde": *„Wie geht es Ihnen? Haben Sie Einschränkungen in ihrer Bewegungsfähigkeit?"*

Anspannungsgrad bestimmen lassen
Vorbereitung:
Brillen abnehmen, bequemes Sitzen ...
Sind neue Teilnehmer dabei, die einzelnen Anspannungsmöglichkeiten in den Muskelgruppen zeigen (Trockenübung), das Maß der Anspannung klären (max. 2/3 der möglichen Anspannung)
Ablauf darstellen
Version durchführen
Evtl. anschließend Musik und Ruhebild zur vertieften Entspannung
Abschlussrunde: *„Was haben Sie gefühlt, wie geht es Ihnen jetzt?"*
Verabschiedung
(Bernstein/Borkovec 1997)

Nachbereitung
Raum lüften, aufräumen

Dokumentation
Rückmeldungen von Patienten über Entspannungs-/Anspannungsfähigkeit
Zwischenfälle (Weinen, Krämpfe, Kreislaufkomplikationen)

Milieutherapeutische Wirkfaktoren
Aktivierung
Autonomie
Individueller Ausdruck
Leben in der Gemeinschaft: Patientenzentrierte therapeutische Kleingruppe

Geeignete Patienten
Alle Patienten, die sich 30 Minuten auf sich konzentrieren können; besonders geeignet für depressive Patienten, Patienten mit Abhängigkeitserkrankungen, Patienten mit psychosomatischen Erkrankungen. Patienten mit organischen Erkrankungen sollten das Einverständnis des behandelnden Arztes einholen.

Varianten
Offene Gruppe mit immer der gleichen Version (ca. 20 Minuten)
Feste Gruppe, die ca. 10 Sitzungen gemeinsam durchläuft, mit der Version für 16 Muskelgruppen beginnt und mit der Version für 4 Muskelgruppen endet.

Tipp
Wichtig ist eine schöne, entspannungsfördernde Atmosphäre. Ein etwas verdunkelter ungestörter Raum, eine kleine Lichtquelle, vertrauensvolle Gruppenleitung.

Noch etwas mehr Zeit einräumen im Anschluss, da häufig nach der Entspannung noch vertraute Gespräche entstehen.

Aktivitätsaufbau bei depressiven Patienten

Diese Gruppe eignet sich für Patienten mit Antriebsstörung und mit Problemen bei der Tagesstrukturierung. Sinnvoll ist sie auch für Patienten, die bereits eine psychoedukative Gruppe abgeschlossen haben, um bestehende Antriebsstörungen weiterhin anzugehen.

Ziele
„Erkennen der Zusammenhänge zwischen Aktivität und Stimmung
Aufbau von positiven Aktivitäten
Struktur und Ausgewogenheit in der Tages- und Wochenplanung
Reduktion von depressionsfördernden Aktivitäten" (Ehrig 2000)
Reflexion der eigenen Befindlichkeit

Rahmenbedingungen
Ein ruhiger, abgeschlossener Raum mit ausreichend Stühlen und einem großen Tisch, ein Flipchart mit Stiften. Die Gruppe findet 2-mal wöchentlich statt, sinnvollerweise zu Beginn (für die Wochenplanung) und am Ende (zur Wochenendplanung). Sie dauert 60 Minuten.

Material
Arbeitsmaterial wie Selbstbeobachtungsbögen zur Stimmungseinschätzung
Listen mit angenehmen Aktivitäten
Wochenpläne (Tab. 2.6)
Planung von Vergnügen (V), Leistungen (L), Aktivitäten (A) (Tab. 2.7)

Gruppenleitung
1 Krankenschwester/Krankenpfleger für Psychiatrie

Vorbereitung
Raum vorbereiten
Arbeitsblätter kopieren

Durchführung
Begrüßung und Vorstellen von neuen Patienten
Fragen und Rückmeldungen zur letzten Stunde besprechen
Besprechung der Hausaufgaben (aus der letzten Stunde):

Tab. 2.6 Wochenplan
Name:

Zeit	Montag	Zeit	Dienstag	Zeit	Mittwoch	Zeit	Donnerstag	Zeit	Freitag	Zeit	Samstag	Zeit	Sonntag
										9³⁰	nach Hause fahren	8¹⁵	aufstehen
										11⁴	einkaufen	9⁴	Frühstück
										12⁴	Mittagessen kochen L	10⁴	Messe V
										12³⁰	Mittagessen kochen L	12⁴	Mittagessen L
										13⁴	Freundin anrufen	12³⁰	abspülen L
										14⁴	Besuch von Freundin V	13⁴	Bad putzen L
											Kaffee trinken Spaziergang V		Küche wischen L
										15⁴	3. Weit- V nachtsmarkt	13⁴	Besuch von Nichte V
										18⁴	Abendbrot		Kaffee trinken
										18³⁰	baden V	19⁴	Rückfahrt zur Klinik V
										19⁴	Telefonieren mit Nichte		
										20⁴	evtl. fern- sehen V		
											lesen		

L = Leistung   V = Vergnügen   – = nicht ausgeführt

Tab. 2.7 Planung von Vergnügen, Leistungen, Aktivitäten. Pro Tag zwei Aktivitäten vorausplanen, die ein Vergnügen (V) sowie eine Aktivität vorausplanen, die eine Leistung (L) bedeutet. Wichtig dabei ist, die Zeit einzuhalten

Tag	Zeit	geplante Aktivität	tatsächliche Aktivität	Stimmung
10.3. Sa	11ʰ	Lebensmittel einkaufen (L)	=	gut (E)
	15ʰ	Schwimmen gehen (V)	=	mittelmäßig: zu viele Leute im Schwimmbad
	19ʰ	Film im Fernsehen anschauen (V)	=	gut

Tag	Zeit	geplante Aktivität	tatsächliche Aktivität	Stimmung
11.3. Sa	11ʰ	Bad putzen (L)	nicht rechtzeitig aufgestanden, nicht geschafft	schlecht
	12ʰ	Mittagessen kochen (L)	=	mittelmäßig (E)
	13ʰ	Spaziergang mit Familie (V)	=	gut
	19ʰ	Musik hören (V)	=	sehr gut

```
        Fühlen
         /\
        /  \
       /    \
      /      \
     /        \
  Denken —— Handeln
```

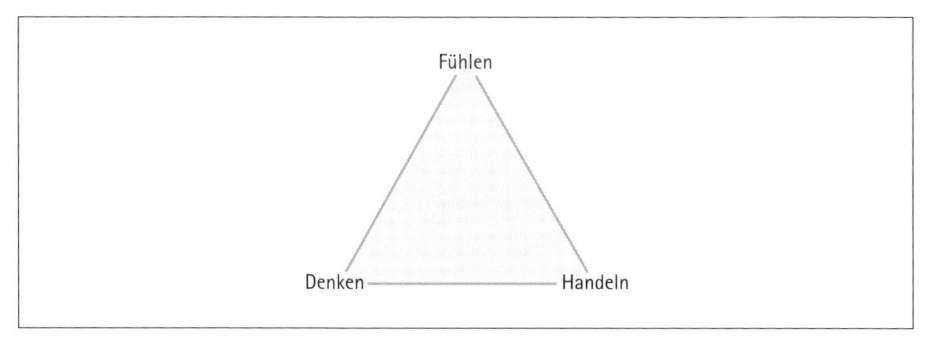

Abb. 2.12 Verhaltenstherapeutisches Dreieck nach Hautzinger

Jedes Gruppenmitglied stellt der Reihe nach seine Hausaufgaben vor (bestenfalls fängt ein Patient freiwillig an und gibt an den nächsten weiter)
Die Gruppenleitung geht individuell auf die einzelnen Beiträge ein
Raum geben für Erfolge, Probleme, Erfahrungen
Darstellung des Erklärungsmodells nach Hautzinger (Abb. 2.12), den Zusammenhang zwischen Stimmung und Aktivität herstellen. „Der erste Schritt zur Erhöhung positiver Aktivitäten ist die systematische und kontrollierte Beobachtung der alltäglichen Aktivitäten des Patienten und der damit einhergehenden unterschiedlichen Stimmungen." (Hautzinger in Ehrig 2000)
Herausfinden von positiven Aktivitäten anhand einer Liste angenehmer Aktivitäten
Verstärker besprechen:
„1. Es muss sich um etwas handeln, das dem Patienten ein positives Gefühl vermittelt.
2. Der Patient muss Zugang zu seinem Verstärker haben, d. h. die Aktivität muss zum jetzigen Zeitpunkt für ihn erreichbar sein.
3. Der Belohnungswert des Verstärkers ist zu beachten. Ist die Belohnung eine hinreichende Entschädigung für Zeit und Mühe, die der Patient zur Erreichung des Zieles aufbringen muss." (Hautzinger in Ehrig 2000)
4. „Der Verstärker muss etwas sein, über das der Patient verfügen kann, d. h. er muss aktiv planen. Passives Verhalten „Ich könnte zum Essen eingeladen werden" ist nicht steuerbar und stellt somit keinen zuverlässigen Verstärker dar." (Ehrig 2000)
Planung von positiven Aktivitäten (zu Beginn 2–3 positive Aktivitäten pro Tag): Die Aktivitäten sollten erreichbar und kontrollierbar sein, und nicht von anderen Personen abhängen. Aktivitäten planen, die als unangenehm oder neutral gelten, z. B. Behördengänge, Hausarbeiten. Es sollte eine ausgewogene Mischung zwischen angenehmen und unangenehmen Aktivitäten vom Patienten in der schriftlichen Planung

enthalten sein. Diese sollten mit V (Vergnügen) oder L (Leistung) im Plan gekennzeichnet werden. Positive Aktivitäten sollen gezielt eingesetzt werden, erreichte Ziele zu belohnen.

Abschlussrunde mit Blitzlicht

Hausaufgabe, entweder aus der Thematik der Gruppenstunde oder bezogen auf individuelle Schwerpunkte. Sie umfasst die Selbstbeobachtung (Verhalten, Aktivitäten, Gefühle) und die Planung von Tages- und Wochenplänen. Kann ein Patient seine Hausaufgabe nicht oder nur teilweise erledigen, so soll die Gruppenleitung ihn auf empathische Weise unterstützen und mit ihm gemeinsam Wege suchen. Evtl. liegt es auch an einer unklaren Aufgabenstellung

Verabschiedung

Nachbereitung
Raum aufräumen

Patienten in ihrer Einzelarbeit unterstützen und Ansprechpartner sein

Auftretende Probleme mit dem behandelnden Arzt klären

Dokumentation
Verhalten der Patienten in der Gruppe

Veränderungen im Krankheitsverlauf

Bewältigungsstrategien der einzelnen Patienten

Milieutherapeutische Wirkfaktoren
Autonomie

Informationsaustausch

Informationsklarheit

Individueller Ausdruck

Reflexion

Lernen am Modell

Aktivierung

Leben in der Gemeinschaft: Patientenzentrierte therapeutische Kleingruppe

Geeignete Patienten
Depressive Patienten mit Antriebsstörungen und Problemen bei der Tagesstrukturierung

Informationsgruppe

Die im Rahmen der Verhaltenstherapie entstandenen psychoedukativen Gruppen betreffen in großem Maße Bereiche, die die Psychiatrische Pflege umfasst wie z. B. die Beratung über eine gesunde Lebensführung, die Erfahrung von Bewältigungsstrategien, das Erlernen oder Wiedererlernen von sozialen Kompetenzen und das Erkennen von Frühsymptomen der Erkrankungen.

Psychoedukation ist ebenfalls bei Abhängigkeitserkrankten mit großem Erfolg durchgeführt worden: Rückfälle konnten reduziert, die Lebensqualität verbessert werden.

Ziele
Information über Erkrankungen, Therapie
Informationen über Präventivmaßnahmen
Übernahme der Verantwortung für das Gesundungs-/Krankheitsgeschehen
Austausch von persönlichen Erfahrungen über die Erkrankung mit anderen Betroffenen
Veränderter Umgang mit der Erkrankung

Rahmenbedingungen
Der Gruppengröße angemessener Raum mit Stühlen, hell und gut gelüftet
Zwei bis drei Sitzungen wöchentlich
Dauer: je nach Konzept 30–90 Minuten
Anzahl der Sitzungen: je nach Konzept unterschiedlich

Gruppengröße
Variabel, je nach Konzept: Thema kann sowohl in einer Groß- als auch in einer Kleingruppe abgehalten werden

Sitzordnung
Im Sitzkreis

Vorbereitung/Material
Medien:
Overhead-Projektor
Flipchart
White Board
Dias
Moderationskarten
Skripte/Arbeitsblätter/Bücher

Methoden:
Vortrag
Kleingruppenarbeit
Rollenspiele
Diskussionen
Hausaufgaben

Gruppenleitung
Mindestens 2 Leiterinnen, die langjährige Erfahrungen im Umgang mit der Erkrankung der Patienten haben und über die Erkrankung selbst Bescheid wissen. Sie sollten über Kenntnisse von Gruppenleitung (Gruppendynamik, Rolle, Methodenkompetenz usw.) sowie Supervision der Gruppenleitungen haben.

Beispiel
Als Beispiel wird die Informationsgruppe der Station C4 (Station für Abhängigkeitserkrankungen bei Alkohol und Tabletten) der Psychiatrischen Klinik des Klinikums der Universität München vorgestellt. Die Gruppen finden dreimal wöchentlich statt und werden von Pflegekräften geleitet. Die Struktur der Inhalte wurde in Zusammenarbeit mit einer psychologischen Mitarbeiterin erstellt. Die Informationsgruppe umfasst sieben Themenschwerpunkte, auf denen sich die Informationsgruppen aufbauen. Alle dreieinhalb Wochen wiederholt sich der Informationszyklus. Die Teilnahme an diesen Gruppen ist für die Patienten verbindlich. Die Themen sind:
1. Abhängigkeit
2. Rückfall
3. Co-Abhängigkeit
4. Psychosoziale Folgen der Abhängigkeit
5. Abstinenz
6. Behandlungsmöglichkeiten
7. Abwehrverhalten

◉ **Ziele**
Gezielte Information zum Thema Sucht
Auseinandersetzung mit ihren persönlichen Problemen, die mit ihrer Erkrankung im Zusammenhang stehen
Kennen von Ursachen und Folgen ihres Verhaltens
Angemessener Umgang mit anderen Menschen ohne Einfluss von Alkohol oder Tabletten

Rahmenbedingungen (Zeit, Gruppengröße)
Genügend großer Raum, störungsfrei
60 Minuten
Zwischen 20 und 24 Patienten

Sitzordnung
Sitzkreis

Vorbereitung/Material
Flipchart
6–8 dicke Filzschreiber für die Plakate
Klebeband

Gruppenleitung
Eine Gruppenleitung und eine Hilfsperson. Voraussetzung: Langjährige Erfahrung im Umgang mit Suchtpatienten und Wissen über die Erkrankung. Kenntnis über Gruppenleitung, über Gruppendynamik und deren Wirkung auf die Patienten. Die Gruppenleitung kommentiert und ergänzt die Beiträge und regt zur Diskussion an.

✱ Durchführung
Die Durchführung ist wie folgt standardisiert:
  Die Gruppenleitung gibt einen Überblick über das Thema und den Ablauf
  Das Thema wird durch Sammeln persönlicher Erfahrungen eingeleitet
  In 3–4 Kleingruppen (je nach anwesenden Patienten) wird eine vorgegebene Problemstellung bearbeitet und von gewählten Vertretern dieser Kleingruppe im Plenum präsentiert.
Informationsgruppe zum Thema: **Was ist Abhängigkeit?**
1. Einführung durch die Gruppenleitung mit der Frage: *„Welche Süchte sind Ihnen persönlich bekannt?"*
Die Hilfsperson schreibt die Beiträge am Flipchart mit (Abb. 2.13)
a) **stofflich gebundene Süchte**
  – Alkoholsucht
  – Tablettensucht
  – Drogensucht
  – Esssucht
  – Nikotinsucht
b) **nicht stofflich gebundene Süchte**
  – Spielsucht
  – Geltungssucht

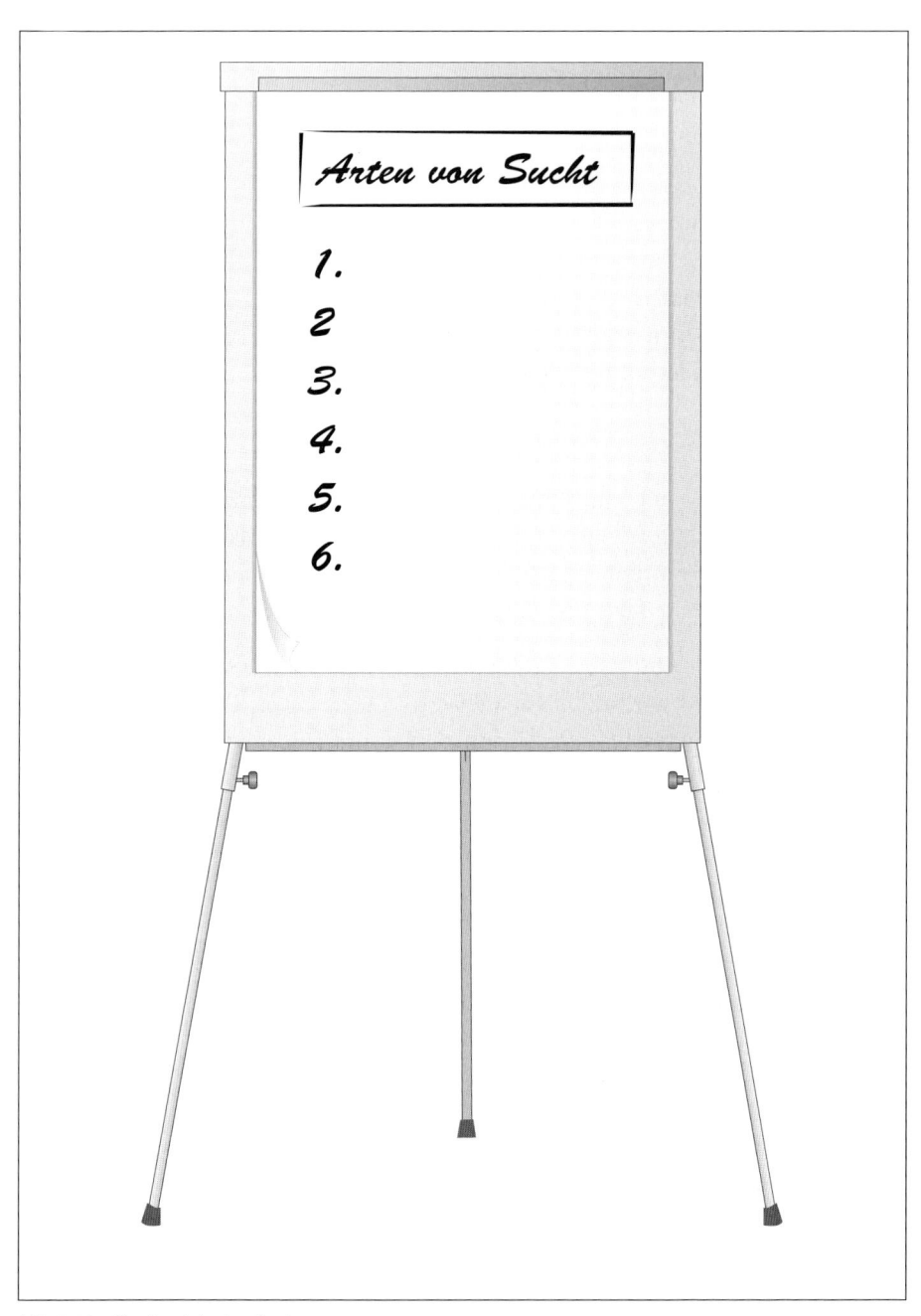

Abb. 2.13 Psychoedukation Sucht

- Eifersucht
- Sehnsucht
- Sexsucht
- Arbeitssucht
- Tobsucht

2. Was ist Abhängigkeit, was ist den oben gesammelten Süchten gemeinsam?
   - Verhalten, das vom Normalen ins Störende kippen kann
   - Überhand nehmen einer Verhaltensweise
   - Verlust der persönlichen Freiheit (seelisch, geistig)
   - Beim Absetzen des Suchtmittels treten unangenehme Zustände physischer und psychischer Art auf
   - Schädigung durch Suchtmittel

Es folgt eine Aufteilung in Kleingruppen zu vier verschiedenen Themen.

<u>Gruppe 1</u>
Welche Wirkung erreichen Sie durch ein Suchtmittel?
a) seelisch
Ängste verdrängen, Wohlbefinden, innere Wärme, Lockerheit, Depression verdrängen, Glücksgefühl, Trauer verarbeiten
b) geistig
Steigerung der Ausdauer und Konzentration, Ablenkung von der Realität, Stress abbauen, Akzeptanz im Freundeskreis, Nervosität abbauen
c) körperlich
Schmerzen lindern, Vermeiden von Entzugserscheinungen, „Kater" beschwichtigen, Völlegefühl mindern, Appetit anregen
d) im Verhalten
Abbau von Hemmungen, Lockerheit, Zugehörigkeitsgefühl, Belohnung, Angabe, Neugier, Kontakt herstellen, Kick erleben, lustig sein können

<u>Gruppe 2</u>
Welche negativen Auswirkungen hat das Suchtmittel bewirkt?
a) Familie
Co-Abhängigkeit, Vertrauensverlust, Vernachlässigung der Erziehungsaufgaben, finanzielle Probleme, Trennung, Scheidung, Entzug des Sorgerechtes
b) Arbeit
Leistungsabfall, Konzentrationsmangel, zunehmende Krankheitsausfälle, steigendes Risiko zum Arbeitsunfall, Arbeitsplatzverlust

c) Ich-Veränderung
Vernachlässigung der eigenen Bedürfnisse, Gesundheitsverlust, Isolation, Realitätsverlust, Depression, Verlust des Selbstbewusstseins
d) Soziales Umfeld
Verlust von Freunden, Verarmung/Schulden, Führerscheinverlust, Wohnungslosigkeit

Gruppe 3
Wie haben Sie und Ihre Umwelt gemerkt, dass Sie abhängig sind?
a) Ich
körperliche Entzugssymptome, Kontrollverlust, heimliches Trinken, Alkoholvorräte verstecken, Dosiserhöhung, Konzentrationsverlust, Interesselosigkeit, misslungene Abstinenzversuche
b) Umwelt
Unzuverlässigkeit, nachlassende Leistung, Entzugserscheinungen, gesteigertes Aggressionsverhalten, ungepflegte äußere Erscheinung, Unausgeglichenheit, Lügen

Gruppe 4
Welche chronischen Folgen der Abhängigkeit kennen Sie?
a) körperlich
Tremor, Schweißausbrüche, Fettleber, Krampfanfälle, Delir, Demenz
b) seelisch
Ängste, Depression, Unruhe, Zwangsgedanken, Stimmungslabilität, Schuldgefühle, Minderwertigkeitsgefühle
c) geistig
Konzentrationsschwäche, Vergesslichkeit, Halluzinationen, Kontrollverlust
d) sozial
Arbeitsplatzverlust, Scheidung, Isolation, Resignation, Wohnungsverlust, Verschuldung

- Vorstellung im Plenum
- Zusammenfassung der Gruppenleitung
- Brainstorming der Teilnehmer
- Verabschiedung, Hinweis auf das nächste Thema

Nachbereitung
Gemeinsames aufräumen
Aufhängen der Plakate mit den Gruppenergebnissen (Abb. 2.14)

✎ **Dokumentation**
Beobachtbare Veränderungen im Verhalten
Interaktionsgeschehen in den Kleingruppen

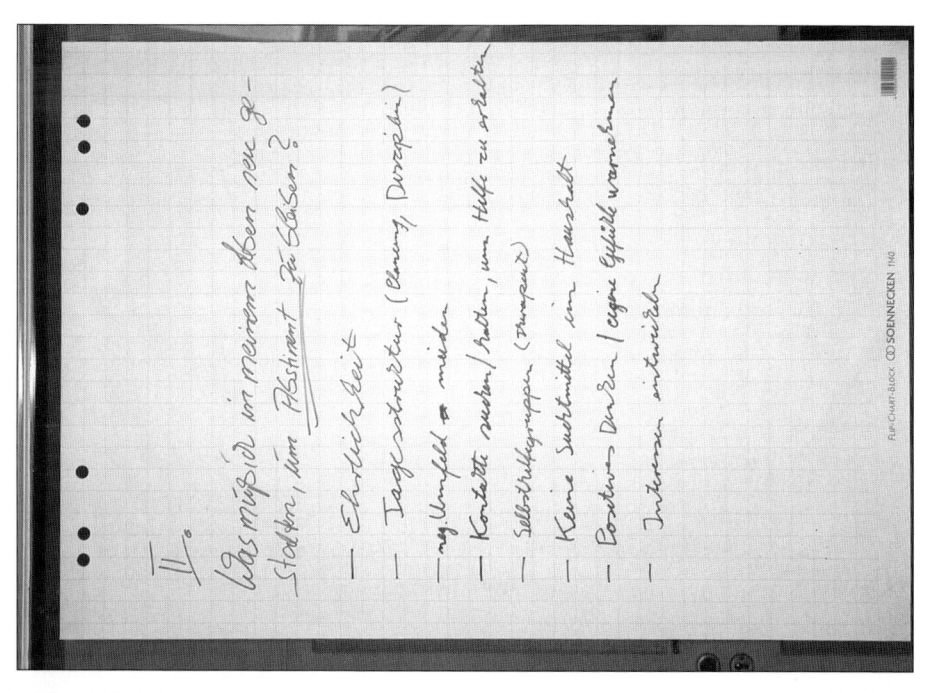

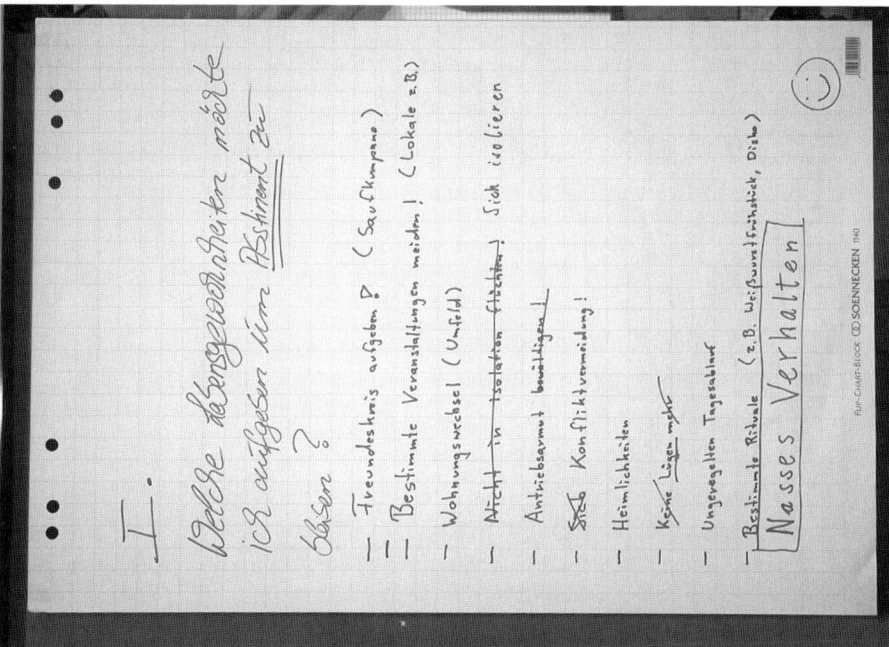

Abb. 2.14 Infogruppe Sucht am Beispiel der Alkoholabhängigkeit

Beteiligung an der Diskussion
Inhalt der Beiträge
Individuelle Dokumentation in der Patientenkurve (s. Kap. 2.5.2)

Milieutherapeutische Wirkfaktoren
Autonomie
Informationsaustausch
Informationsklarheit
Individueller Ausdruck
Reflexion
Lernen am Modell
Aktivierung
Leben in der Gemeinschaft: Patientenzentrierte therapeutische Gruppe

Geeignete Patienten
Alle auf der Station befindlichen Patienten. Ebenso werden von anderen Stationen Patienten mit Suchtproblemen von ihrem behandelnden Arzt zur Teilnahme an den Informationsgruppen aufgefordert.

Variationsmöglichkeiten/Varianten
Die einzelnen Themen und Problemstellungen können auch im Plenum bearbeitet werden.

☞ **Tipp**
Ein häufiger Wechsel der Moderationstechniken empfiehlt sich, damit keine Gewöhnung eintritt und das Interesse am Gruppengeschehen nachlässt.

Pflegeberatung

Beratung in der Pflege findet oft zwischen Tür und Angel statt. Pflegende sind sich ihrer Beratungskompetenzen häufig nicht bewusst. Gesundheitsförderung, Anleitung zur gesunden Lebensführung ist zwar im Krankenpflegegesetz von 1985 verankert, wird aber nicht in dem Maße durchgeführt, wie es erforderlich wäre. Gleichfalls ist die Beratung in den Pflegemodellen von Hildegard Peplau und im Selbstpflegemodell von Dorothea Orem gefordert (s. Kap. 2.2). Die Gründe sind vielfältig: Zum einen bleibt im Tagesablauf auf der Station wenig Zeit, zum anderen fehlt es in der Pflege-Ausbildung an Unterrichtsinhalten, die die Fähigkeiten dazu vermitteln. Solche Inhalte könnten sein: Hilfen für einen gesunden Schlaf, Gestaltung des Tages und der Woche (s. Kap. 2.6.2 d), vielfältige Wirkungen von Bewegung u. v. m.

In der nachfolgenden Gruppenbeschreibung wird eine **Pflegeberatung** vorgestellt zu dem Thema „Obstipation bzw. pflegerische Empfehlungen und Präventivmaßnahmen für eine gesunde Verdauung". Das Konzept wurde im Rahmen der Weiterbildung zur Krankenschwester für Psychiatrie von Frau C. Rinne entwickelt.

Ziele
Schriftliche, mündliche und visuelle Information zum Thema Verdauung
Austausch und Diskussion unter Betroffenen und mit einer Fachperson
Kennenlernen von alternativen verdauungsfördernden Mitteln
Information über den schädlichen Umgang mit verdauungsfördernden Mitteln
Übungen zur Verdauungsförderung

Rahmenbedingungen
Ein Raum mit ausreichend Tische und Stühle, bestenfalls außerhalb der Station, der zentral im Krankenhaus liegt. Dort sollten Medien (Overhead-Projektor, Tafel, Flipchart und u. U. ein Fernsehgerät mit Videogerät) vorhanden sein. Die Beratungsveranstaltung dauert ca. 60 Minuten. Die frühen Abendstunden (z. B. 18–19 Uhr) haben sich als günstig herausgestellt.
Diese Veranstaltung kann stationsübergreifend stattfinden; das relativiert den großen Aufwand und hat eine wichtige berufspolitische Außenwirkung.
Die Patienten der Stationen werden ca.1 Woche vorher mit einer schriftlichen Einladung informiert. Das Team der jeweiligen Stationen ist aufgefordert, die Patienten an dem jeweiligen Tag noch einmal zu erinnern.
Die Pflegeperson benötigt zur Vorbereitung entsprechende Literatur sowie pädagogisches, didaktisches Können.
Der Ablauf ähnelt einer Unterrichtsstunde.

Material
Informationsblätter/Broschüren zum Thema
Vorbereitete Folien
Evtl. einen Film
Merkblätter
Verdauungsfördernde Substanzen (Flohsamen, Gumar arabicum, Joghurt usw.)
Mineralwasser, Becher
Löffel, Medikamentenbecher zur Portionierung

Vorbereitung
Einladung an die Stationen
Raum richten

Material besorgen (Joghurt, Wasser)
Merkblätter kopieren
Unterrichtsmaterial überprüfen

✲ **Durchführung**
Begrüßung und Vorstellung des Themas
Vorstellung des Stundenablaufs
Einführung über die Physiologie der Verdauung: Wie funktioniert Verdauung?
Was versteht man unter Obstipation? – Begriffsklärung und Häufigkeit von Stuhlgang bei einer normalen Verdauung
Welche Ursachen hat Verstopfung? – Im Gespräch mit vorbereiteten bunten Plakaten auf der Tafel visualisieren
Pflegerische Empfehlungen und vorbeugende Maßnahmen gegen Verstopfung: Jetzt geht es um Ernährung, persönliche Einstellungen, Lebensführung und schonende Verdauungshilfen. Hier können Pflegeinhalte vermittelt werden wie z. B. eine Atemübung zur Anregung der Peristaltik usw.
Die Patienten können ihre Erfahrungen beitragen, die alternativen Mittel ausprobieren und miteinander reden
Kurzes Blitzlicht und Verabschiedung (nach Rinne 2000)

Nachbereitung
Raum aufräumen
Evtl. den Stationen Rückmeldung geben

✎ **Dokumentation**
Da es sich um eine stationsübergreifende Gruppe handelt, werden nur sehr auffallende Verhaltensweisen auf die Stationen zurückgemeldet.
Für die Gruppenleitung ist ein „Gruppenbuch" sinnvoll, in das sie die Zahl der Teilnehmer einträgt und ggf. die Rückmeldungen zur eigenen Evaluation.

Milieutherapeutische Wirkfaktoren
Autonomie
Informationsklarheit
Individueller Ausdruck
Lernen am Modell
Aktivierung

Geeignete Patienten
Alle Patienten, die ca. 45 Minuten Informationen aufnehmen können, die alleine oder in der Gruppe Ausgang haben und die bereits in der Lage sind, wieder Verantwortung für ihre Gesundheit zu übernehmen.

Variationsmöglichkeiten/Varianten
Eine Pflegeberatungsveranstaltung kann zu jedem pflegerischen Thema angeboten werden. Es sollten keine zu speziellen Themen sein, da sonst zu wenig Teilnehmer kommen.

☞ **Tipp**
Eine Pflegeberatungsveranstaltung erreicht gleichzeitig viele Patienten, erfordert allerdings eine professionellere Ausarbeitung des Themas als eine Einzelberatung auf der Station. Bei einer Umfrage, ob die Patienten eine Pflegeberatungsveranstaltung für notwendig erachten, antworteten 46 mit **Ja**, 1 Patient mit **Nein** (Rinne 2000). Jede Pflegeperson in der Psychiatrie kennt das Pflegeproblem Obstipation bei depressiven Patienten. Eine Pflegeberatungsveranstaltung dazu ließe das Pflegepersonal kompetent auftreten und den Patienten eine sinnvolle und anspruchsvolle Information zukommen, die sie sich eigenverantwortlich holen können.

2.6.3 Angehörigengruppe

In dieser Gruppe haben die Angehörigen die Möglichkeit, über ihre Probleme zu sprechen, die sie mit ihren kranken Familienmitgliedern (Partner, Freunde) haben. Sie werden dadurch entlastet und können wieder mehr Verständnis und Geduld aufbringen. (Deger-Erlenmaier/Heim/Sellner 1997)

Das Pflegepersonal kann mit den Angehörigen ein weiteres Forum für ihren Austausch gestalten. Fragen und Unsicherheiten klären sich mit anderen Betroffenen unter Umständen leichter als mit „Professionellen": Tipps und Ratschläge werden besser angenommen, weil sie schon praktiziert worden sind.

◎ **Ziele**
Austausch mit anderen Betroffenen
Gegenseitige Wahrnehmung der Not
Hilfestellung bei Problemen
Entlastung durch Gespräche
Information über Medikamente, Erkrankungen

Rahmenbedingungen

Es sollte ein mit öffentlichen Verkehrsmitteln gut erreichbarer Ort sein
Ein ruhiger Raum im Klinikbereich, aber außerhalb einer Station
Die Gruppe sollte wöchentlich, maximal 14-tägig stattfinden
Die einzelnen Sitzungen sollten 90 bis maximal 120 Minuten dauern
Das Angebot der Angehörigengruppe sollte auf den Stationen aushängen
Die Gruppenleiterinnen können sich ein Konzept vorbereiten: Wann soll die Gruppe stattfinden? Bestenfalls am frühen Abend
Je nach Konzept werden Einladungen an die Angehörigen andere Institutionen, an die Sozialpsychiatrischen Dienste und an niedergelassene Psychiater verschickt.

Gruppenleitung

2 Personen, evtl. 1 Krankenschwester und 1 Angehöriger oder 2 Krankenschwestern/ Sozialpädagogin

Sitzordnung

An einem Tisch, mit Getränken
Alternativ: im Sitzkreis

○ **Vorbereitung**

Raum lüften
Getränke vorbereiten
Je nach geplanten Themen das Material vorbereiten (Flipchart, Broschüren, Protokoll …)
Evtl. vorher gesammelte Themen mitbringen

✽ **Durchführung**

Begrüßung
Vorstellungsrunde (selbst beginnen)
Aktuelle Bedürfnisse erfragen
Themenwünsche sammeln, ansprechen und eines auswählen
Bei der Moderation beachten: Es spricht immer nur einer
Jeder ist für sich selbst verantwortlich, alle sind mitverantwortlich
Wichtig ist die Mischung zwischen Erfahrungsaustausch und Information
Gefühle ansprechen und genügend Raum dafür geben
Gespräche miteinander initiieren
Abschlussrunde: Was hat mir die Gruppe heute gebracht?
Verabschiedung und nächsten Termin bekannt geben

Nachbereitung
Protokoll führen (evtl. ein Heft anlegen)
Auswertung der Gruppenleiterinnen

🖉 **Dokumentation**
In dem oben genannten Heft Namen der Teilnehmer und Thema notieren

Milieutherapeutische Wirkfaktoren
Mitentscheid
Mitverantwortung
Informationsaustausch
Informationsklarheit
Reflexion
Lernen am Modell

Zielgruppe
Alle Angehörigen von Patienten in einem psychiatrischen Krankenhaus. Mittlerweile gibt es unterschiedliche Angehörigengruppen, die aufgeteilt sind in Angehörige depressiver Patienten und Angehörige von Patienten mit schizophrenen Psychosen.

☞ **Tipps**
Beschränken Sie sich auf Ihre Moderatorenrolle und vermeiden Sie tiefergehende Fragen. Sie lösen möglicherweise dadurch heftige Gefühlsrektionen aus, die Sie unter Umständen nicht unter Kontrolle haben.
Lassen Sie sich nicht entmutigen, wenn die Teilnahme sehr gering ist: Die Gruppe findet immer statt. Die Patienten, die anwesend sind, sind die Richtigen.

2.6.4 Zusammenfassung

Die beschriebenen Gruppen wurden von engagierten Pflegepersonen ausgearbeitet. Ziel ist immer: Den Patienten in einer psychiatrischen Einrichtung Unterstützung, Austausch, Lernfeld, Erwerb von Fähigkeiten und Fertigkeiten zu ermöglichen und nicht zuletzt Spiegel seines Selbst zu sein. Alle aufgeführten Gruppen zeigen die Vielfalt pflegetherapeutischer Gruppenarbeit auf und begründen die Bedeutung und Wirkung auf den psychisch kranken Menschen.

3 Interaktion und Beziehung

Für seine Entwicklung im zwischenmenschlichen Bereich und in Bezug seiner sozialen Kompetenzen ist der Mensch auf die Gruppe angewiesen. Gruppen prägen unsere Gesellschaft: Sie sind ein wichtiger Motor in der Persönlichkeitsentwicklung; sie sind zwischenmenschliche Prozesse von sozialenergetischer Beschaffenheit – es ist nicht unwichtig, welche Bedeutung der Einzelne innerhalb seiner Gruppe hat.

In der Patientengruppe befindet sich der Kranke in einem Netzwerk unterschiedlicher Beziehungen, unterschiedlichen Denkens, vielgestaltiger Kreativitätsformen und verschiedenartigen Phantasien.

Jede Begegnung mit Menschen birgt auch das Risiko eines Konfliktes, dies ist sozusagen ein Nebeneffekt im Interaktionsspiel. Der Umgang miteinander ist in gewisser Weise wie ein Spiel, dessen Spielregeln eingehalten werden müssen, um das Risiko zu verlieren zu mindern.

Die Menschen haben eine Vielzahl von Strategien, Techniken und Rituale im Umgang miteinander entwickelt: Es gibt unzählige Muster verbaler und nonverbaler Handlungen, mit denen sie ihre Persönlichkeit ausdrücken. Dadurch entsteht ein Bild, das andere von ihm haben. Menschen wollen mit ihrem Verhalten ihren positiven sozialen Wert, ihr Image, ausdrücken. (Goffman 1986)

„Image ist das was man bräuchte,
wenn man möchte, dass die anderen denken,
man wär' so wie man möchte."
(Kabarettist Frank-Markus Barwasser als Erwin Pelzig)

Das bewusste und unbewusste Verhalten der Menschen wird durch die Beziehung zu seinem sozialen Umfeld bestimmt. Diese durch Kurt Lewin (1953) wissenschaftlich belegte Tatsache gilt in besonderem Maße für die Situation auf einer psychiatrischen Station: Das Leben mit noch unbekannten Menschen ist für die Patienten in der Regel ungewöhnlich und bedeutet für ihr Leben eine Ausnahmesituation. „Wird aufgrund einer Erkrankung die Aufnahme in ein Krankenhaus erforderlich, bedeutet das für den Patienten eine stark einschneidende Veränderung seiner gesamten Lebenssituation. Der Patient tritt in eine Institution ein, in der die Trennung verschiedener Lebensbereiche wie Arbeiten, Wohnen und Schlafen aufgehoben ist. Wohnen, Essen, Schlafen, soziale Beziehungen finden jetzt an ein und derselben Stelle statt." (Hornung 1986)

Die Station wird hier zum **sozialen Übungsfeld** für die Patienten. Für das eigene Leben bisher unbedeutende Mitpatienten werden in der Stationsgemeinschaft auf einmal zu wichtigen Lernpartnern. Die Beziehung der Patienten untereinander und gegenüber des Pflegeteams (Therapeutisches Team insgesamt) sind ebenfalls geprägt durch ihre individuelle Sozialisation und laufen innerhalb eines Prozesses dynamisch ab. In der Soziologie spricht man daher vom **gruppendynamischen Prozess** oder **Gruppendynamik**. Im Stationsalltag laufen dynamische Prozesse meist automatisch, oft in erzwungener Harmonie ab.

3.1 Verhalten in Gruppen

„Als geschlossene Gemeinschaft im kleinen bildet die psychiatrische Klinik einen geradezu idealen Rahmen für das Studium sozialer Verhaltensweisen und Interaktionen zwischen psychisch Kranken." (Battegay 1969)

Warum verhalten sich Menschen so wie sie sich verhalten? Um das besser zu verstehen, sollten zunächst die allgemeinen Grundstrukturen menschlichen Verhaltens betrachtet werden. Jeder Mensch entwickelt sich von Kindheit an innerhalb seiner sozialen Beziehungen und ist deren Einflüssen ausgesetzt. Er identifiziert sich mit seiner Umgebung und drückt dies durch seine Haltung und sein Verhalten aus. Die Art und Weise wie sich der Mensch mit seiner Umgebung und innerhalb seiner Sozialbeziehungen auseinandersetzt ist ebenfalls das Ergebnis seiner frühen Prägung. Die Reaktion seiner Umgebung auf sein Verhalten entspricht ebenso den Entwicklungsstufen und Einflüssen, welche das andere Individuum durchlebt hat (Abb. 3.1).

Patientengruppen sind immer interaktionelle Gruppen. Um die Gruppeninteraktion positiv zu beeinflussen, ist eine prinzipiell akzeptierende Haltung der Gruppenleitung, das Respektieren krankheitsbedingter Einschränkungen (beispielsweise bei depressiven, angstvollen oder aggressiven Patienten) unbedingt Voraussetzung. Eine positive Grundeinstellung der Pflegeperson beinhaltet ebenfalls einfühlendes Verstehen und Authentizität (Echtheit).

Gelingt es ihr, eine lebendige Diskussion zu entwickeln und die Patienten zu aktiver Mitarbeit am Thema zu motivieren, kann sie davon ausgehen, dass sich die Gruppe mit dem Thema auseinandersetzt und mit Interesse dabei ist. Es finden Begegnungen statt, die Patienten kommen einander näher und Distanzen werden abgebaut oder teilweise sogar aufgebaut. Diese Haltung entspricht dem Rollenverständnis von Ruth C. Cohn, der Begründerin der **Themenzentrierten Interaktion** (TZI). Eine

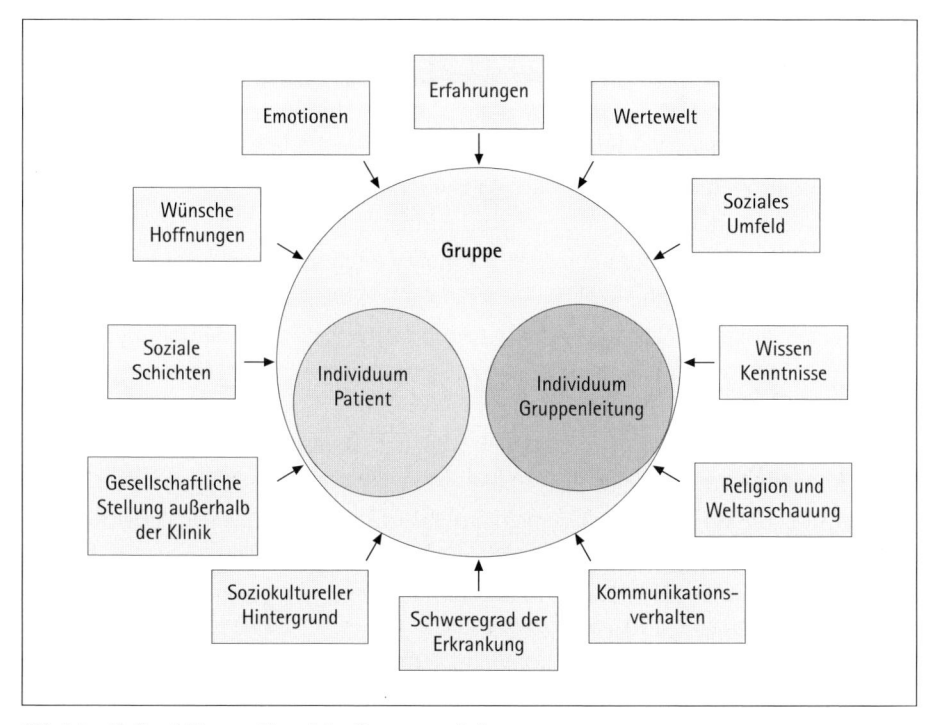

Abb. 3.1 Einflussfaktoren während des Gruppengeschehens

Gruppe zu leiten, heißt nach den Regeln des TZI: Patienten können aus der Begegnung mit ihren Mitpatienten in der Gruppe lernen.

Cohn vergleicht den Gruppenprozess mit einem Gemälde, das von verschiedenen Personen betrachtet wird. Diese Personen haben unterschiedliche Vorstellungen von dem Bild, der Maler selbst wieder andere als die Betrachter. Das Schildern ihrer Eindrücke sagt viel über die Personen und das Bild aus.

Zitat: „Ich kann nie in mir erleben, was in Dir ist, denn Deine Wahrnehmungen, Deine Gedanken und Gefühle sind immer nur Deine eigenen. Jede Botschaft von Dir zu mir verändert sich auf dem Weg von Dir, dem „Sender", zu mir, dem „Empfänger". (Cohn 1989)

3.2 Zwischenmenschliche Kommunikation

Das bisher Erwähnte kann nach einem einfachen Erklärungsmuster analysiert werden, um zu verstehen, wie Interaktion in Gruppen zustande kommt (Abb. 3.2).

Wenn man Watzlawicks berühmte Aussage ernst nimmt, „Man kann nicht nicht kommunizieren", dann wird folgendes erkennbar: Mit allem was gesagt und auch nicht gesagt wird sowie mit allem was getan und auch nicht getan wird, werden bei dem Gegenüber zahlreiche Reaktionen in Wort und/oder Verhalten ausgelöst.

Jede gesendete **Nachricht** beinhaltet eine Sache bzw. eine Mitteilung, die zunächst wertfrei und vollkommen neutral zu sein scheint. In jeder Mitteilung ist allerdings auch eine **Absicht** verborgen. Die Aussage des „**Senders**" wird automatisch Einfluss auf das Verhalten, das Gefühl und das Denken (Meinungsbildung) des „**Empfängers**" nehmen.

Hier setzt die Wirkung von Gruppen auf das Individuum an. Viele Patienten erleben die Gruppe als wichtigste Lernerfahrung in ihrem Leben. Das bestätigt, dass die Gruppe eine lebendige Erfahrung ist und durch gegenseitige Beeinflussung (**Lernen**) eine **Verhaltensänderung** ermöglicht.

Schildert ein Patient seine Probleme, Bedrängnisse und Emotionen, bewirkt das bei den anderen Patienten Hilfsbereitschaft, Bewunderung oder Mitleid. Somit hat eine Nachricht immer einen manipulierenden Charakter und versucht immer, Einfluss auf etwas zu nehmen. Der „Empfänger" versteht nicht alles so wie es der „Sender" gemeint hat – dies muss eine Gruppenleitung in besonderem Maße berücksichtigen. Sie muss sich darüber im klaren sein, was ihre Worte und Botschaften, ihre Körpersprache und ihr Verhalten bei den Patienten möglicherweise auslösen könnte und dass es nicht unbedingt das beabsichtigte Verhalten nach sich zieht.

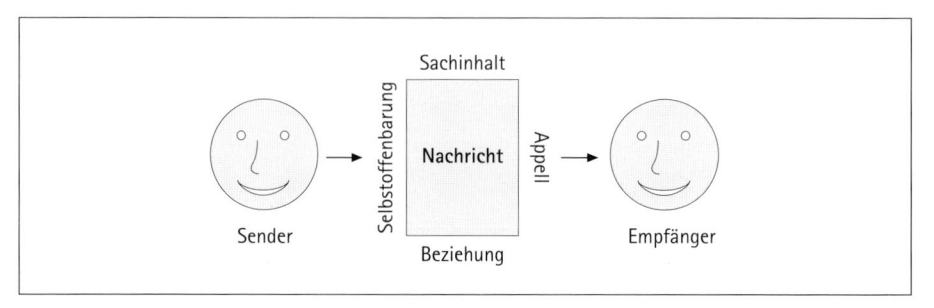

Abb. 3.2 Vier Aussagen einer Nachricht (nach Schulz von Thun 1993)

Tab. 3.1 Schwierigkeiten in der Kommunikation und wie man sie vermeidet

Probleme	Probleme vermeiden durch
Rechthaberei	Akzeptanz gegenüber dem was ist
Dominanz	Ansprechen von Unklarheiten
Mangelnde emphatische Fähigkeiten	Vermeiden von Anschuldigungen
Sympathie/Antipathie	Authentizität der eigenen Person
Labilität und Launenhaftigkeit	
Distanzlosigkeit	
Gestörte Befindlichkeit	

Die **Selbstoffenbarung** ist das, was der „Sender" über sich preisgibt, indem er eine Information mitteilt. Das ist der dritte Aspekt, der das Verhalten des „Empfängers" beeinflusst. Jeder Mensch stellt sich in irgendeiner Weise mit dem, was er sagt oder tut dem Anderen dar. Daraus ist zu erkennen, welchen Selbstwert der „Sender" hat, welche Gedanken und Werte für ihn eine Rolle spielen. So wird verständlich, weshalb manche Patienten sich scheuen, sich vor der Gruppe zu „offenbaren". Sie würden vielleicht gerne etwas sagen, sind jedoch evtl. unsicher wie sie bei den anderen ankommen. Denn sie möchten bei den Mitpatienten einen guten Eindruck machen. Da Selbstoffenbarung in der Regel unfreiwillig geschieht, ist das häufig Anlass für Missverständnisse und Spannungen in der Gruppe. Bei der Arbeit mit Gruppen spielen die zwischenmenschlichen Beziehungen eine wichtige Rolle.

„Will man es üben, eigene Wertungen nicht an die Wertschätzung der Person des anderen zu binden, muss man auch eine ganze Reihe von (automatisierten) Gewohnheiten des eigenen Kommunikationsstils genau unter die Lupe nehmen." (Günther/Sperber 1995)

Die Tabelle 3.1 listet die möglichen Schwierigkeiten und deren Vermeidung in der Kommunikation auf.

3.3 Beziehungen gestalten

3.3.1 Persönliche Grundlagen

Die soziale Beziehungsfähigkeit eines psychisch kranken Menschen kann eingeschränkt sein. Beziehungen zu anderen aufnehmen und zu halten, muss also häufig neu erlernt werden. Die Patienten haben oft sehr problematische Beziehungen in ihrem persönlichen Umfeld, es fehlt häufig die Fähigkeit zur gegenseitigen Abgrenzung im zwischenmenschlichen Bereich. Aus diesen Erfahrungen heraus verhalten sie sich in der Gruppe erst einmal zurückhaltend. Bei krankheitsbedingten Problemen in der Beziehungsgestaltung sind innerhalb der Gruppe nicht nur die Mitpatienten die Übungspartner, sondern vor allem auch die Gruppenleitung. Ihr kommt damit die wichtige Funktion des „Beziehungscoachs" zu.

„Die Beziehungsgestaltung in der Psychiatrie ist aber auch von Seiten der Pflegepersonen nicht „normal": Gegenüber dem beträchtlichen Teil der psychiatrischen Patienten spielen Beaufsichtigungs- und Schutzfunktionen, bis hin zur Anwendung von unmittelbarem Zwang, in der Behandlung eine große Rolle. Umstände also, die eine „partnerschaftliche" Beziehung in der Art, wie dies in der allgemeinen Krankenpflege üblich ist (oder sein sollte), erst einmal ausschließen." (Kistner 1994)

Vertrauen fördern im Sinne einer „partnerschaftlichen" Beziehung mit dem Patienten scheint mit den sonstigen Pflegeaufgaben auf einer psychiatrischen Abteilung im Widerspruch zu stehen. Die Strukturen in vielen Kliniken erschweren das Entstehen einer „partnerschaftlichen" Beziehung. Hier hängt es dann von der Krankenschwester ab, von ihrer persönlichen Grundhaltung und Empathie, ihres pädagogischen Könnens und ihrer Erfahrung wie der Patient in die Gemeinschaft eingebunden und wie die Gestaltung von Beziehungen vermittelt wird.

- Wie wird ein neuer Patient vorgestellt (oder er stellt sich selbst vor)?
- Wie wird er von der Gruppe angenommen und bekommt er (s)einen Platz?
- Wird die kranke Seite seiner Persönlichkeit beachtet oder wohlwollend ignoriert?

Wie auch gesunde Menschen stufen Patienten andere Gruppenmitglieder unbewusst in bestimmte Kategorien ein und sortieren damit zunächst einmal ihre Beziehungsfelder. Die Kontaktbereitschaft hängt mit den früheren Erfahrungen zusammen, die die Patienten in ihrer sozialen Welt gemacht haben. Ob es innerhalb der Patientengruppe Übereinstimmungen oder Widerstände gibt, ist also abhängig von den Erfahrungen mit positiven und negativen „Vorbildern" bzw. Bezugspersonen, die im Verlauf des Lebens eine Rolle gespielt haben.

3.3.2 Voraussetzungen zur Vertrauensbildung

Die Qualität und Intensität der Beziehungen hängt davon ab, wie groß die individuellen Krisen ausgeprägt sind. Durch die Gruppenaktivitäten werden die Bedingungen geschaffen, durch die gegenseitiges Vertrauen entstehen kann. Dies ist für das soziale Lernen notwendig. Verbindliche Regeln geben den Patienten die nötige Sicherheit, sich „gefahrlos" neuen Begegnungen auszusetzen. Bindungen und persönliche Beziehungen sind die Grundlage für den sozialen Austausch in Gruppen, denn über persönliche Kontakte entsteht Vertrauen.

Einschränkungen durch krankheitsbedingte Defizite müssen hingenommen werden. Es liegt in der Verantwortung der Gruppenleitung, mit welcher Intensität sie sich emotionalen Problemen Einzelner in der Gruppe widmen kann.

3.3.3 Beziehungen im Miteinander

Das Miteinanderleben im Stationsalltag sowie die Arbeit in Gruppen beeinträchtigt viele psychisch Kranke in ihrer Individualität. Die Bereitschaft zu kooperieren und Mitverantwortung für das Gemeinwohl der Station zu übernehmen, kann nicht immer als selbstverständlich vorausgesetzt werden.

Die Beziehungsgestaltung in einer Gruppe ist auch davon abhängig, in welcher Weise die Patienten aufeinander reagieren: Jeder kann mit seiner Persönlichkeit, seiner Haltung und seinen Emotionen von der Gruppe angenommen oder abgelehnt werden. Je nach dem wie sein Verhalten von den anderen bewertet wird, entsteht in der Gruppe Harmonie oder Unbehagen.

Beziehungen sind von **Gruppenwerten** und **-normen** abhängig und davon, ob diese vom Einzelnen akzeptiert werden oder nicht. Dies bildet den Zusammenhalt von Gruppen. Das bedeutet: Die Intensität, mit der sich die Patienten in der Gruppe miteinander verbunden fühlen bzw. miteinander in Beziehung stehen, bestimmt das Maß, sich gegenseitig zu akzeptieren. Das Gefühl, sowohl von der Gruppenleiterin als auch von den Mitpatienten anerkannt zu sein, ist die Grundvoraussetzung für ein kooperatives, lebendiges und dadurch effizientes Gruppengeschehen.

3.4 Konflikte in der Gruppe

Konflikte sind Kollisionen unterschiedlicher Wertewelten und erzeugen in aller Regel Widerstandsverhalten in der Kommunikation. Der Arbeit an Widerständen muss der Arbeit am Inhalt vorausgehen (Störungen haben Vorrang). Daher ist es wichtig, dass die Gruppenleitung sich mit ihren eigenen Wertvorstellungen und mit denen der Patienten in ihrer Gruppe auseinandersetzt. Sie muss von Folgendem ausgehen: Psychisch kranke Menschen können auf ihre verbalen und nonverbalen Signale nicht so reagieren wie sie es als Gesunde tun würden. Dieser Aspekt scheint für die Gruppenleiterin wichtig zu sein, in Bezug auf ihre eigene Reaktion und Gefühlswelt sowie auf das „Fehlverhalten" von Patienten. Es geschieht immer wieder, dass eine Pflegeperson sich persönlich angegriffen und verletzt fühlt, wenn Patienten nicht so reagieren wie sie es erwartet oder wünscht. Die Beziehungen der Gruppenleitung zu den einzelnen Patienten und die der Gruppenmitglieder untereinander sind daher von unterschiedlicher Qualität und u. U. von Meinungsverschiedenheiten begleitet. Kennt die Gruppenleitung die Gefahr der **Übertragung**, so zeigt sich hier ihre Professionalität.

> (...) Mit der Hospitalisierung gibt der Patient einen Großteil der Funktionen auf, die er als Erwachsener innehatte, beispielsweise für sich selbstverantwortlich Entscheidungen zu treffen. Diese Funktion wird jetzt und muss auch häufig zwangsweise vom Arzt und den Pflegepersonen übernommen werden, da sich der Patient in einem hilfsbedürftigen, handlungsunfähigen Zustand befindet. Die oft hilflose, kindähnliche Situation des Patienten kann dazu führen, dass er kindähnliche Verhaltensweisen zeigt und damit auf eine kindliche Entwicklungsstufe regrediert. In dieser Phase misst der Patient der Krankenschwester eine bedeutende Rolle zu. Es kann zu einer Übertragung kommen: Die Schwester wird für ihn zur Ersatzmutter, die auf seine kindlichen Bedürfnisse, etwa nach emotionaler Zuwendung und Umsorgung eingehen soll. Übertragung ist ein Begriff aus der Psychoanalyse und bedeutet: Frühkindliche Beziehungsmuster, z. B. wie ein Kind seine Mutter wahrnimmt, wird von einem Menschen später auf seine Beziehung zu Erwachsenen übertragen. (Hornung 1986)

Patienten orientieren sich an Vorbildern (s. Kap. 2.3). Das Konfliktverhalten der Patienten spiegelt der Gruppenleitung ihre eigene Art und Weise der Konfliktbearbeitung wider. Hinter allem was sie sagt oder nicht sagt, was sie macht oder nicht macht steckt nicht nur Absicht, sondern auch Wirkung.

> Konflikte sind eine gesellschaftliche Notwendigkeit, denn sie beleben unsere Beziehungen.

3.5 Einfluss von Werten, Normen und Einstellungen

3.5.1 Kultur bestimmt das Zusammenleben

Das Zusammenleben der Patienten in den psychiatrischen Abteilungen ist geprägt von einer Vielzahl an Symbolen und symbolischen Handlungen. Gemeint sind hier Rituale und Zeremonien, Gebräuche und Gewohnheiten, Sprache und Wortspiele sowie die Art der Kommunikation. Diese kulturellen Artefakte werden sowohl von den professionellen Mitarbeiterinnen des Teams als auch von den Patienten und deren Besuchern gelebt und übernommen. „Das Konzept der kulturellen Artefakte entstammt der Kulturanthropologie und bezeichnet im weitesten Sinne alle menschlichen Handlungen und deren Ergebnisse in Form von Stories, Mythen, Riten und Ritualen, die erfasst werden, insbesondere die Kommunikation." (Steinbrucker 2000)

Symbole und Rituale sind beispielsweise das morgendliche Blutdruckmessen, die Einnahme von Medikamenten, die wöchentlichen Meetings zur Stationsorganisation, die Visiten und Therapien sowie unzählige weitere gewohnte Handlungen, die übernommen und weitergeführt werden.

Ein so eingespieltes Gruppenleben beeinflusst den einzelnen Patienten, was sich auf sein Verhalten und seine Einstellung gegenüber der Institution und des Heilungserfolgs auswirkt. Das zeigt sich deutlich in der Begegnung mit seinen Mitpatienten und gegenüber dem therapeutischen Personal. Die Begegnung und das Miteinander ist durch eine Vielzahl von Faktoren gekennzeichnet, deren Dominanz über folgende Fragen festgestellt werden kann:

- Welche **Prägung** hat der Patient innerhalb seines sozialen Umfeldes erfahren, woher kommt er?
- An welchen **Wertvorstellungen** orientiert er sich, was ist ihm wichtig und welche Werte leiten ihn in seinen Entscheidungen und in seinem Verhalten anderen gegenüber?
- Welche **Erfahrungen** hat er bereits mit seiner Krankheit und einer psychiatrischen Einrichtung gemacht? Welche Erlebnisse stehen damit im Zusammenhang?
- Was für Wünsche, Hoffnungen, Emotionen begleiten ihn zurzeit und wie drückt er sie aus?

Die Wirkungsweise von Begegnungen ist in der Abbildung 3.3 vereinfacht dargestellt. Die Person A trifft auf Person B: Die **Person B** lächelt. **Person A** nimmt das Lächeln von Person B wahr und kategorisiert sie als sympathisch. Daraufhin lächelt sie **Person B** an. **Person B** stuft **Person A** ebenfalls als sympathisch ein – sie hält das Lächeln. Aus der Sicht von Person A läuft folgendes Muster ab:
Wahrnehmung = Person B lächelt
Interpretation = sympathisch (stuft in eine Kategorie ein)
Reaktion = lächeln

Bei diesem einfachen Beispiel werden die Personen A und B zunächst eine positiv geprägte und von gegenseitiger Sympathie begleitete Beziehung aufnehmen. Im Verlauf dieser Beziehung werden weitere Einflüsse hinzukommen, die das Kennenlernen der „Welt des Anderen" mit sich bringen.

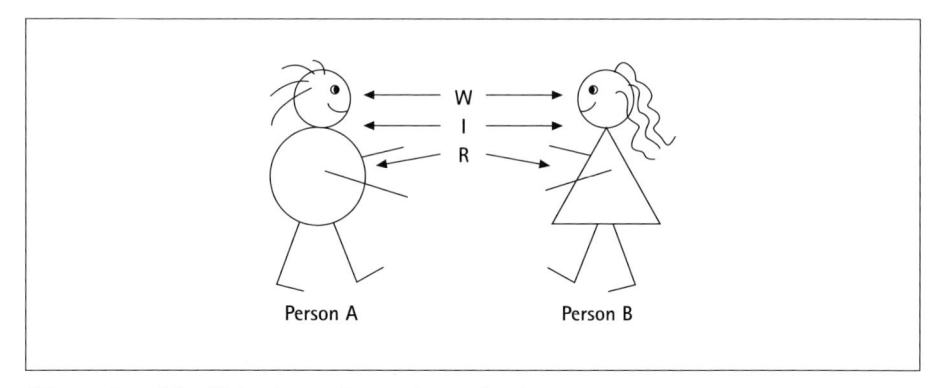

Abb. 3.3 Interaktion. Wahrnehmen – Interpretieren – Reagieren

3.5.2 Die Welt des Anderen

Die Welt des Anderen bekommt eine zentrale Bedeutung bei der Begegnung und Interaktion innerhalb der Patientengruppe. Jede Begegnung ist geprägt von Erfahrungen, Erlebnissen, Prägungen im sozialen Umfeld, Wünschen, Hoffnungen, Emotionen und Wertvorstellungen. Unabhängig von der Situation reagiert ein Mensch, je nach dem in welchem Teil seiner Gefühlswelt er sich befindet, entsprechend diesem Gefühl und nicht auf einer sachlich neutralen Ebene. Besonderes Augenmerk gilt der **Wertewelt** in der Begegnung: Die Werte eines Menschen gelten als zentraler Bestandteil für das Leben in der Gemeinschaft und für das Arbeiten in Gruppen.

Die Abbildung 3.4 zeigt schematisch das „Haus der Persönlichkeit". Dabei werden die einzelnen Begriffe wie folgt näher beschrieben:

Verhalten. Reaktionen, die der Mensch nach außen darstellt und ihn für andere sichtbar macht.
Gefühle. Die Multivalenz der Gefühle: Rache, Angst, Freude, Abneigung, Zuneigung, Sympathie und Antipathie.
Einstellungen. Sie beruhen auf dem, was einen Menschen geprägt hat: Sozialisation, Religion, Schule, Eltern, Lebenssituation.
Erfahrungen. Die im Laufe des Lebens gemacht worden sind: z. B. wie unangenehm wurde Kritik verarbeitet, wie wurde auf ein schlechtes Zeugnis/Beurteilung reagiert, oder wurde Offenheit als ein Zeichen von Schwäche empfunden.
Überzeugungen. Sind entstanden aus allen Erfahrungen und Einstellungen, die ein Mensch im Verlauf seines Lebens mitgenommen hat; beispielsweise sein Rollenverständnis und sein Rechtsbewusstsein.

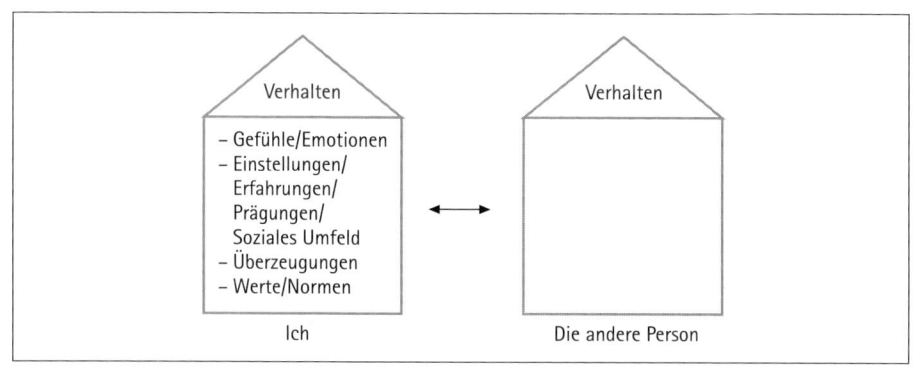

Abb. 3.4 Haus der Persönlichkeit

Werte und Normen. Sie prägen das Pflichtbewusstsein des Menschen, sind aus seinen Überzeugungen gewachsen und verändern sich im Lauf seines Lebens immer wieder.

Stellt man die Werte des Anderen in Frage, so ist dies gleichbedeutend mit einem Angriff auf sein Selbstwertgefühl. Wird sein „Haus" angegriffen, ist der natürliche Impuls, es zu schützen, sich zu verbarrikadieren und hinter einer Mauer zu verschanzen.

3.5.3 Verstehen ist die Basis des Zusammenlebens

Einen anderen Menschen verstehen heißt, Einblick in seine Welt bzw. in sein „Haus" nehmen zu können. Beim Zusammenleben mit anderen Menschen bleibt immer eine Unwissenheit darüber, was das eigene Tun beim anderen bewirkt: Was geschieht im anderen „Haus" hinter verschlossenen Türen, wie kommt das beim Anderen an, was man gesagt hat? Um das zu verstehen, muss der Andere Einblick in sein „Haus" gewähren und seinem Gegenüber einen Teil seiner Wünsche, Erwartungen und Bedürfnissen aber auch seiner Schwächen offenbaren. Wichtig ist ebenfalls zu erfahren, welche Äußerungen im „Haus" des Anderen nicht willkommen sind, z. B. Ratschläge, Bevormundung oder Besserwisserei. Für den Umgang miteinander bedeutet das:

- **Du-Botschaften** sind grundsätzlich Übergriffe ins andere Haus.
- Sie werden als Attacke auf das Selbstwertgefühl erlebt und lösen Verteidigungsimpulse aus.
- In aller Regel sind sie unsachlich, pauschalierend und verursachen Schuldgefühle beim Gegenüber.

- Sie verletzen die Selbstachtung des Anderen und können Groll hervorrufen.
- Meistens führen sie jedoch zu Widerstand statt zu einer Lösungsbereitschaft.
- **Ich-Botschaften** hingegen gewähren einen Einblick in die Welt des Anderen, da sie kein Angriff auf Andere sind und daher auch keine Verteidigungshaltung auslösen.
- Sie unterstützen den Selbstwert des Anderen und stellen seine Persönlichkeit nicht in Frage.
- Sie gelten als lösungs- und zukunftsorientiert, weil sie die Wertewelt anderer Menschen achten.

3.5.4 Werte und Normen bestimmen Handlungen

Werte und Normen sind ein wichtiger Orientierungsmaßstab für das individuelle Verhalten in der Öffentlichkeit. Eine solche „Öffentlichkeit" ist die Patientengruppe – dazu ein alltägliches Beispiel:

Für Frau Paul (Krankenschwester) ist Pünktlichkeit bei Gruppenaktivitäten auf der Station das Mindeste, was sie den Patienten abverlangen kann. Sie steht auf dem Standpunkt, dass Unpünktlichkeit eine Missachtung von Regeln und Personen ausdrückt. Frau Paul ist daher beleidigt, wenn Herr Maier wie des öfteren zu spät in der Presseschau erscheint. Sie nimmt das persönlich und vermutet, dass Herrn Maier ihre Art, die Gruppe zu leiten, nicht behagt. Entsprechend dieser Annahme spricht sie in vorwurfsvollem Ton: *„Immer wenn ich die Presseschau mache, kommen Sie zu spät Herr Maier".*

Ihre Absicht ist vielleicht, ein negatives Verhalten (die Verspätung) zu korrigieren. Herr Maier könnte jedoch einen **Vorwurf** verstehen, der in dem Gesagten mitschwingt, und als Reaktion **Schuldgefühle** bekommen. Vielleicht wird diese Aussage auch als **Drohung** erkannt und löst **Angst** vor Sanktionen aus. Wird sie als **Tadel** verstanden, könnte sie das **Selbstwertgefühl** verletzen. Herr Maier reagiert empört und setzt sich zur Wehr: *„Das hat doch nichts mit Ihnen zu tun, was wollen Sie eigentlich! Immerhin ist die Teilnahme freiwillig und Sie sollten froh sein, dass ich überhaupt komme."*

Was ist hier passiert?
1. Frau Paul fühlt sich gekränkt, weil Herr Maier zu spät kommt.
2. Herr Maier empfindet ihren Tadel als Angriff auf sein Selbstbestimmungsrecht.

Wenn für Frau Paul die Selbstbestimmung des Patienten den Vorrang gehabt hätte, hätte die Situation wie folgt aussehen können:

Herr Maier kommt wieder zu spät zur Zeitungsschau. Frau Paul sagt zu ihm: *„Schön, dass Sie sich noch zur Teilnahme entschlossen haben. Wir haben zwar bereits begonnen, doch es ist für Sie sicher noch ein Zeitungsteil da."*
Oder:
„Ich freue mich, dass Sie es doch noch geschafft haben, zur Zeitungsgruppe zu kommen."

Kommt Herr Maier tatsächlich regelmäßig zu spät, sollte Frau Paul ihn nach der Gruppe zu einem klärenden Gespräch bitten: *„Mir ist aufgefallen, dass Sie die letzen Male ca. 10 Minuten später in die Gruppe gekommen sind. Welche Umstände sind denn dafür verantwortlich? Was könnten Sie tun, um das zu ändern?"*
Oder:
„Es ist schön, dass Sie regelmäßig an unserer Zeitungsschau teilnehmen. Vielleicht schaffen Sie es, die nächsten Male pünktlich zu kommen, damit wir gemeinsam beginnen können."
Oder:
„Was können wir/Sie tun, damit Sie es schaffen, pünktlich in die Gruppe zu kommen?"

Hier wird dem Patienten gegenüber zunächst Wertschätzung ausgedrückt. Weiterhin wird er sachlich auf sein Verhalten hingewiesen, erhält jedoch die Möglichkeit, sein Gesicht zu wahren und selbst eine Entscheidung zu treffen.

Werden die allgemeinen Normen der Interaktion und die Strukturen der Stationsabläufe eingehalten, so geht es dabei auch um ethische Prinzipien („... das tut man nicht"). Der Verstoß wird in der Regel sanktioniert anstatt durch die Eröffnung mehrerer Möglichkeiten für den Patienten korrigiert.

3.5.5 Wertschätzung vermittelt Sicherheit

Die Gruppenleitung hat zwar eine **erzieherische Aufgabe** (Edukation), indem sie darauf achtet, dass die Patienten die Verantwortung der Gruppe gegenüber bewusst wahrnehmen. Allerdings muss sie darauf achten, der Entscheidung des Patienten immer den Vorrang einzuräumen. Krankheitsbedingtes Verhalten respektieren und angemessen korrigieren bedeutet, den Patienten wertzuschätzen, ihn zu begleiten und zu unterstützen. Einen Patienten für ein „Fehlverhalten" zurechtweisen, sollte „helfend" und „fürsorglich" geschehen. Ein Beispiel:

a) Ungünstige Variante:
Eine Patientin verweigert eine Maßnahme und sagt: „*... das hat ja sowieso keinen Sinn, ich bin schon zu alt dazu, das lerne ich nicht mehr...*"
  Pflegeperson: „*... doch, das können Sie.*"
  Patientin: „*... nein, das kann ich nicht und ich will es auch nicht!*"
  Pflegeperson: „*... das schaffen Sie schon, jetzt fangen Sie mal an...*"

b) Zu empfehlende Variante:
Eine Patientin verweigert eine Maßnahme und sagt: „*... das hat ja sowieso keinen Sinn, ich bin schon zu alt dazu, das lerne ich nicht mehr...*"
  Pflegeperson: „*... glauben Sie, dass Sie zu alt sind, um zu lernen?*"
  Patientin: „*... nicht zu alt zum Lernen, aber ich will es nicht.*"
  Pflegeperson: „*... wenn Sie das nicht wollen, was würden Sie dann vorschlagen?*"

In diesem Beispiel muss die Patientin nicht befürchten, dass sie zu etwas genötigt wird, das sie nicht tun möchte. Ein Patient darf nicht befürchten müssen, für sein Verhalten **öffentlich** getadelt zu werden. Die Gruppenleiterin vermittelt ihm die Sicherheit, respektiert und anerkannt zu werden. Anders können vertrauensbildende Maßnahmen nicht greifen.

3.6 Gruppenkultur und dynamische Prozesse

Eine Gruppenkultur entwickelt sich durch die Mischung der vielen sozialen Rollen, die die Patienten innerhalb der Gruppe einnehmen. Es bilden sich Rangpositionen, die einem dynamischen Wechsel zwischen den Gruppenmitgliedern unterliegen. In allen Patientengruppen gibt es dominante und weniger dominante Teilnehmer und solche, die sich vollkommen zurückgezogen, unauffällig oder ängstlich verhalten.

Es lässt sich beobachten, welcher Patient die meisten „Anhänger" hat, welcher der „Beliebteste" ist, in wessen Nähe sich die anderen Patienten vorzugsweise aufhalten, an wen sie sich wenden und an wem sie sich orientieren. Diese Patienten nehmen nach dem Modell der Rangdynamik (Schindler 1957) die so genannte **„Alpha-Position"** („Repräsentant" der Gruppe) ein. Diese Position bedeutet sehr viel „Macht" und ist daher in der Regel für die anderen Gruppenmitglieder auch sehr begehrenswert.

> Nach Raoul Schindler gehört eine Rangordnung zu den Grundstrukturen der „Organismus"-Gruppe. Sein Modell der Rangdynamik beschreibt Gruppensituationen.

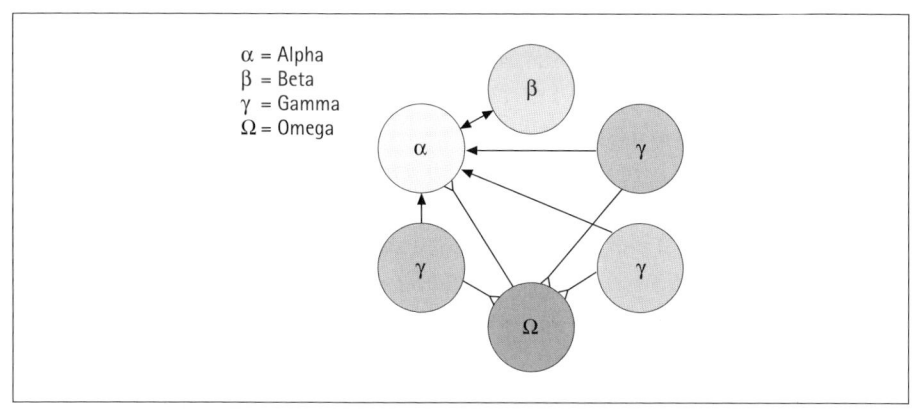

Abb. 3.5 Schema der soziodynamischen Grundformel nach Schindler

Das Handeln eines Menschen innerhalb einer Gruppe läuft zwischen bestimmten „Positionen" in einer Rangfolge ab. Für die Entwicklung einer Gruppenstruktur und deren Dynamik sind folgende Positionen von Bedeutung: **Alpha, Beta, Gamma, Omega** (Abb. 3.5). Diese 4 Positionen sind abstrakte, hierarchische Rollenfunktionen, die im Verlauf des Gruppengeschehens immer wieder neu von anderen Personen besetzt werden können.

Nehmen wir zum Beispiel die Großgruppe einer psychiatrischen Station. Den älteren oder „erfahreneren" und evtl. schon gesünderen Patienten kommt oft die oben erwähnte **Alpha-Position** zu. Die Mehrheit der Gruppe bildet **Gamma-Positionen**. Diese Gamma-Positionen scharen sich um die Beta-Position und werden in gewisser Weise als deren „Anhängerschaft" angesehen.

Die **Beta-Position** steht nah bei Alpha, ist jedoch immer auch ein Konkurrent für Alpha. So erklärt sich möglicherweise auch die Bildung von Subgruppen innerhalb einer Stationsgruppe (Grüppchenbildung). Alphas sind geneigt, Eindruck auf andere zu machen und so die Betas auszustechen. Das kann mitunter zu aggressivem Verhalten in der Auseinandersetzung zwischen den Patienten führen.

Zum Schluss folgt die **Omega-Position**, vergleichbar auch mit zuletzt in die Gruppe kommenden Patienten. Sie haben vorerst als „Neue" eine scheinbar schwächere Position, der gegenüber sich die Gruppe in unterschiedlicher Weise verhalten kann. Einmal könnte Omega als Eindringling oder konkurrierendes Element gesehen werden, das zunächst auf Desinteresse oder gar Ablehnung stößt. Vielleicht entspricht Omega aber auch dem „Clown", der durch Herabsetzung oder „lächerlich machen" der eigenen Person die Zuwendung der Gruppe erhält und vorerst keine Bedrohung für die anderen Positionen darstellt. Die Omega-Position ist eine sehr wichtige Position im Gruppengefüge: Sie kann auch gegenläufige Kräfte entwickeln und gilt daher als kreativer Gegenpol zu Alpha.

Die Rangpositionen werden durch die Rollen ausgefüllt, die der Person von der Gruppe gegeben werden und die der Position ihren individuellen Ausdruck verleihen.

Dieses Modell hat Raoul Schindler 1957 erstmals der Fachöffentlichkeit dargelegt. Es zeigt wie die kreisförmige Dynamik der Affekte und Impulse in der Gruppe verläuft. „Mit Hilfe dieses Modells der Rangdynamik lassen sich die Konfliktpotentiale hierarchischer Strukturen diagnostizieren und korrigieren." (Wirnschimmel 1999)

„Diese Darstellung lässt die Unterscheidung von 4 Elementen in der Gruppe zu: Einem positiven und einem negativen Schwerpunkt (Alpha und Omega), einer Reihe von einfachen Mitgliedern (Gamma) und einem oder mehreren Unabhängigen (Beta); letztere können allerdings bisweilen auch fehlen." (Schindler 1957)

Anmerkung der Autorinnen

Auf dem 3. Weltkongress für Dynamische Psychiatrie 2001 in München hatten wir überraschend Gelegenheit, Prof. R. Schindler und Prof. R. Battegay persönlich kennenzulernen. Diese außergewöhnliche Begegnung hinterließ bei uns eine tiefe Faszination und Achtung vor den Verdiensten dieser berühmten Vertreter der Dynamischen Psychiatrie. Wir bedanken uns für diese inspirierende Erfahrung.

4 Moderation von Patientengruppen

Moderation heißt Mäßigung. Das Wort **moderieren** ist dem lateinischen **moderari** entnommen und bedeutet zügeln, in Schranken halten. Einen „**Modus finden**" heißt auch das „rechte" Maß für etwas haben. Hieraus abgeleitet wird die Rolle einer Moderatorin deutlich: Lenkerin, Leiterin – in Schranken halten und beherrschen. (Knaur 1992)

Unter Moderation von Gruppen wird das Strukturieren von Gesprächen und Diskussionen verstanden. Mit Hilfe ausgewählter Techniken sollen alle Teilnehmer aktiv und zielgerichtet an der Gruppe beteiligt werden. Die Moderation ist ein pädagogisches Instrument in der Gruppenleitung. Mit gezielter Anwendung von Moderationstechniken kann die Gruppenleiterin die Gruppe spannend gestalten. Sie weckt Interesse, sorgt für Abwechslung und fördert den Kontakt der Patienten untereinander. Sie aktiviert zurückhaltende Patienten, grenzt dominante Personen ein (s. Kap. 4.3) und weckt vorhandene Ressourcen.

Bei krankheitsbedingten Störungen im Verhalten der Patienten und auf emotionaler Ebene können geeignete Moderationstechniken verhindern, dass es zu Missachtung von Gruppenregeln und -normen kommt. Die Gefahr ist groß, dass Patienten untereinander ihre Beiträge zu schnell interpretieren, verurteilen und kritisieren. Eine professionelle Gruppenleitung ist in der Lage, unter Anwendung von Moderationstechniken von solchen Verhaltensweisen geschickt abzulenken.

Gerade in den Anfängen bei der Arbeit mit Gruppen ist die Pflegeperson im Umgang mit Moderationstechniken noch nicht vertraut und fühlt sich daher oft hilflos und unsicher. Im Folgenden sind einige grundlegende Techniken beschrieben.

4.1 Allgemeine Techniken

4.1.1 Plenum

Das Plenum findet im **Sitzkreis** statt, so dass jeder mit jedem im Blickkontakt steht. Diese Gruppenform ist auf den Austausch von Informationen ausgerichtet und zu gemeinsamer Diskussion geeignet: Alle Patienten sind anwesend und an Entscheidungen beteiligt (vgl. Kap. 2.6.1). Allerdings sollte das Plenum nicht zu groß sein (mehr als 12 Teilnehmer). Hier kann sich der Einzelne überfordert fühlen, in der Anonymität der Masse verschwinden oder ins Abseits geraten.

4.1.2 Kleingruppe

Eine Kleingruppe besteht aus einer Anzahl von ca. 3 bis 8 Patienten, die entweder aus Interesse oder aus therapeutischer Notwendigkeit an einem Thema arbeiten. Auch aus einem Plenum können Teilgruppen gebildet werden, bestehend aus 3 bis 6 Personen, die sich mit verschiedenen Themen verstärkt beschäftigen, um die Ergebnisse wieder im Plenum zusammenzutragen. Zur Bildung von Kleingruppen gibt es verschiedene Methoden:

Durchzählen

Sollen sich z. B. 4 Kleingruppen bilden, zählen die Patienten im Uhrzeigersinn von 1 bis 4. Es gehen alle Einser, alle Zweier, alle Dreier und alle Vierer zusammen. Das Durchzählen kann auch variiert werden. Anstelle von Zahlen können Farben oder Buchstaben genommen werden.

Zettel ziehen

Entsprechend der Anzahl der Teilnehmerinnen und der Kleingruppengröße werden bunte Papierschnipsel in einem Korb gemischt. Jeder nimmt sich eine Farbe und stellt sich mit den anderen gleicher Farbe zusammen. Die Patienten können auch aufgefordert werden, sich selbst so in den Gruppen zu finden, dass von jeder Farbe mindestens eine vertreten ist. Das erfordert zwar etwas Zeit, ist aber anspruchsvoller, weil die Patienten aktiv miteinander reden und entscheiden müssen.

Alternativ können auch Zahlen auf Zettel geschrieben werden. Es wird dann ähnlich verfahren wie beim Durchzählen (s. o.).

Puzzle

Bei z. B. 5 Kleingruppen werden 5 verschiedene DIN-A4-Bilder (Zeitungsbilder, Fotos) so auseinander geschnitten, dass die Einzelteile eines jeden Bildes der Zahl der Patienten in den Kleingruppen entspricht. Alle Einzelteile der 5 Bilder werden in einem Korb gemischt. Die Patienten ziehen reihum und werden aufgefordert, ihre Kleingruppe zu finden: Sie suchen zu ihrem Bildteil das passende Gegenstück und schließen sich zusammen. Dieses Vorgehen benötigt ebenfalls mehr Zeit, fördert jedoch enorm die Kommunikation und Kontaktaufnahme.

Themenorientiert
Die Themen werden von der Gruppenleitung auf ein Plakat oder Flipchart geschrieben. Die Patienten finden sich nach eigenem Wunsch zu einem der Themen zusammen. Dabei entscheidet neben der Relevanz des Themas häufig auch Sympathie und Antipathie. Die Gruppenleitung achtet darauf, dass die Anzahl der Teilnehmer innerhalb der Gruppen ausgewogen ist. Jede Kleingruppe verfügt über entsprechendes Material.

Bei der Arbeit mit Kleingruppen ist das Engagement des Einzelnen mehr gefordert. Es ist schwieriger, sich zurückzuziehen, da die Nähe zum Mitpatienten spürbarer ist und sie sich besser kennen lernen. In Kleingruppen können die Patienten intensiver über das jeweilige Thema miteinander reden und lernen. Dieser intensive Austausch hilft, sich innerhalb der eigenen Krise besser zu verstehen und die anderen Patienten in ihrem Verhalten zu begreifen (Effekt von Selbsthilfegruppen). Durch die Gemeinschaft der Patienten in der Kleingruppe wird der Einzelne gestärkt, an seiner Situation zu arbeiten und nicht aufzugeben (vgl. Kap. 2.3.1.3).

4.1.3 Techniken zur Motivationsförderung

Drehscheibe
Ähnlich wie beim „Flaschendrehen", das aus Kinderspielen bekannt ist, kann eine Drehscheibe erstellt werden (Abb. 4.1). In die Mitte des Sitzkreises wird sie für alle sichtbar auf den Boden gelegt und wie ein Kreisel bedient. Die Person, bei der die Spitze des Zeigers stehen bleibt, kann zu einer Antwort oder Reaktion aufgefordert werden. Der Einsatz der Drehscheibe erhöht die Spannung in der Gruppe und aktiviert zur Beteiligung.

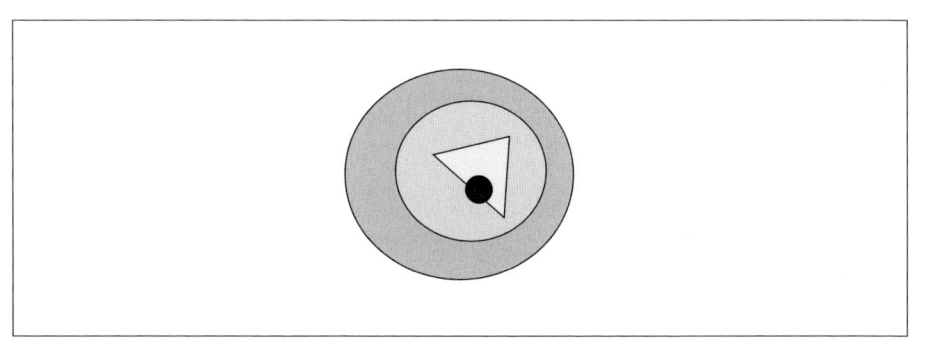

Abb. 4.1 Drehscheibe

Visualisieren

Wenn Inhalte und Ergebnisse optisch dargestellt werden (Abb. 4.2), können die Patienten die Informationen sehen, lesen und leichter verarbeiten. Diese Visualisierung ist bei der Informationsverarbeitung unverzichtbar: Werden Informationen nicht nur gehört, sondern auch gesehen, können sie besser aufgenommen und verarbeitet werden. Diese Technik benutzt nicht nur die Moderatorin, sondern auch die Patienten, wenn sie z. B. in Kleingruppen arbeiten. Sie können die Ergebnisse ihrer Arbeit auf Poster darstellen.

Zur Visualisierung wird folgendes Material benötigt:
- Plakatpapier (Flipchart, Packpapier)
- Verschieden farbige dicke Filzstifte (Edding 800 breit) für Überschriften
- Verschieden farbige dünnere Filzstifte (Edding 500) für weitere Texte/Zeichnungen
- Verschieden farbige Moderationskarten (Karteikarten) mit unterschiedlichen Formen (eckig, rund, oval)
- Farbige selbstklebende Punkte (mind. 9 mm Durchmesser)

Auch Pfeile, Linien und andere Symbole können zum Betonen von Inhalten verwendet werden (Abb. 4.3). Dabei ist darauf zu achten, an was sich das Auge orientiert, welche Lesegewohnheiten üblich sind (von links nach rechts/von oben nach unten). Die verschiedenen Inhalte sollten an Hand von Themenblöcken oder Überschriften geordnet auf das Plakat gebracht werden. So können Zusammenhänge leichter erfasst werden (Abb. 4.4).

Brainstorming

Das Brainstorming, auch „Blitzlichtrunde" genannt, ist eine sehr kreative Methode. Sie ist besonders für große Gruppen geeignet, jeder kann hier zu Wort kommen. Beim Brainstorming durch Zurufen sagen die Patienten laut, was ihnen gerade zum Thema einfällt. Erfolgt es der Reihe nach, ist darauf zu achten, dass dem Vorredner nicht nachgesprochen wird. Die Aussagen können auf einem Flipchart mitgeschrieben werden (Abb. 4.5). Ein Hinweis ist wichtig: Keine Äußerung darf bewertet oder kritisiert werden.

Die Motivation zum Reden kann gesteigert werden, wenn man einen kleinen Gegenstand (Tennisball u. ä.) kreuz und quer durch den Teilnehmerkreis wandern lässt. Auch ein Wollknäuel ist ein gutes Hilfsmittel: Die Gruppenleitung stellt beispielsweise eine Reflexionsfrage und behält den Faden des Knäuels fest in der Hand. Den Knäuel wirft sie an eine ihr gegenübersitzende Person mit der Bitte um eine Äuße-

Regeln zur Visualisierung

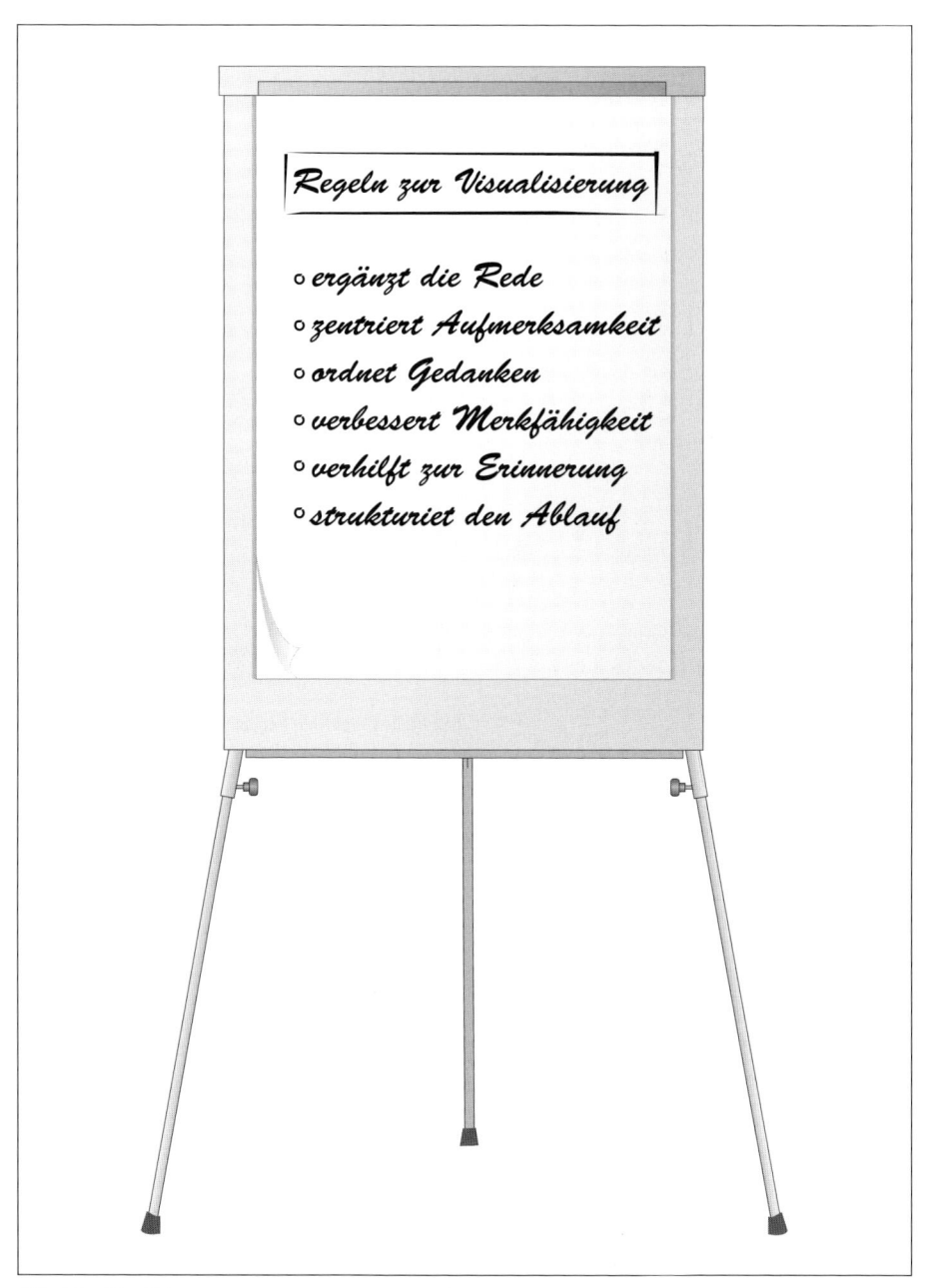

- ergänzt die Rede
- zentriert Aufmerksamkeit
- ordnet Gedanken
- verbessert Merkfähigkeit
- verhilft zur Erinnerung
- strukturiet den Ablauf

Abb. 4.2 Visualisieren

Allgemeine Techniken

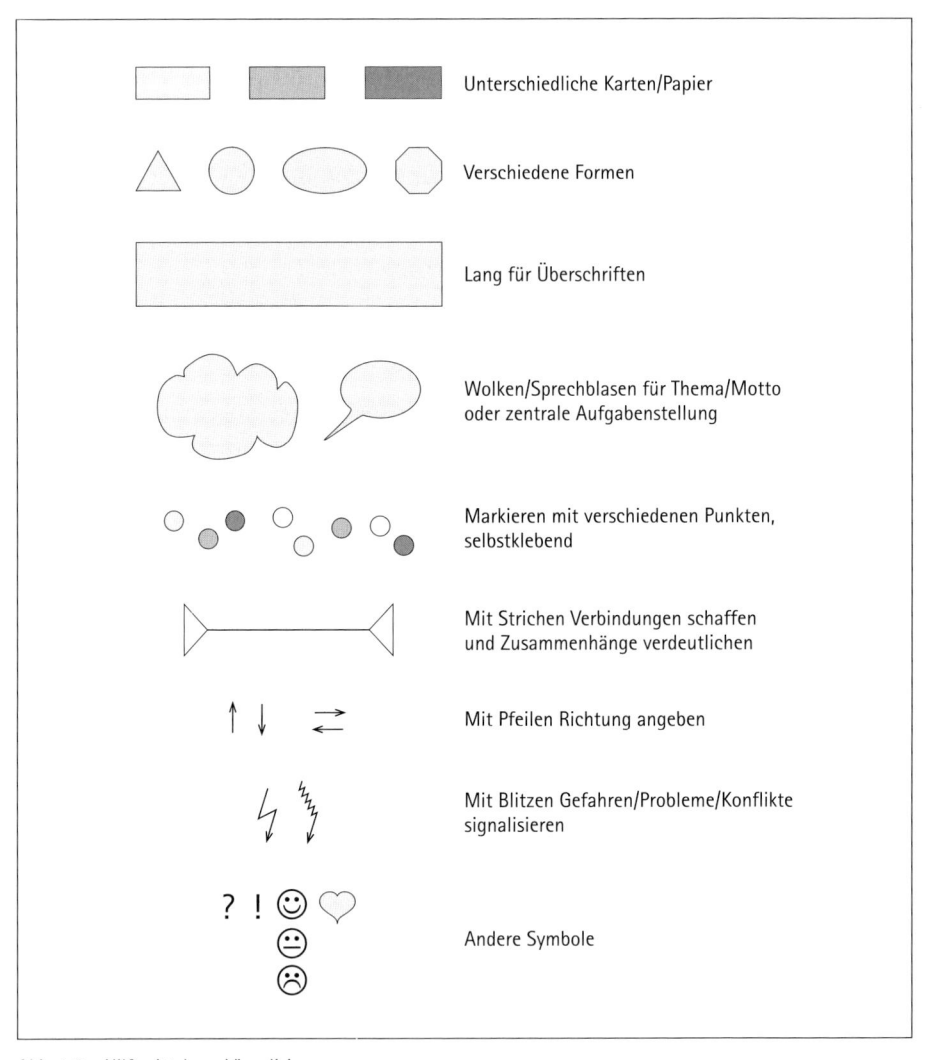

▫ ▪ ▪	Unterschiedliche Karten/Papier
△ ○ ⬭ ⬡	Verschiedene Formen
▭	Lang für Überschriften
☁ 💬	Wolken/Sprechblasen für Thema/Motto oder zentrale Aufgabenstellung
○ • ○ • ○ •	Markieren mit verschiedenen Punkten, selbstklebend
◁―▷	Mit Strichen Verbindungen schaffen und Zusammenhänge verdeutlichen
↑ ↓ ⇄	Mit Pfeilen Richtung angeben
⚡ ⚡	Mit Blitzen Gefahren/Probleme/Konflikte signalisieren
? ! ☺ ♡ ☺ ☹	Andere Symbole

Abb. 4.3 Hilfsmittel zur Visualisierung

rung. Diese verfährt im Anschluss an ihren Beitrag ebenso wie die Gruppenleitung; sie behält den Faden fest in der Hand und wirft den Knäuel weiter. Am Ende sind alle Teilnehmer über ihre Beiträge miteinander „**vernetzt**".

Neue Ideen entwickeln, Lösungen suchen, Ideen zur Gestaltung des Stationsmilieus sammeln oder als Abschlussrunde einer Gruppe – dazu ist das Brainstorming gut geeignet.

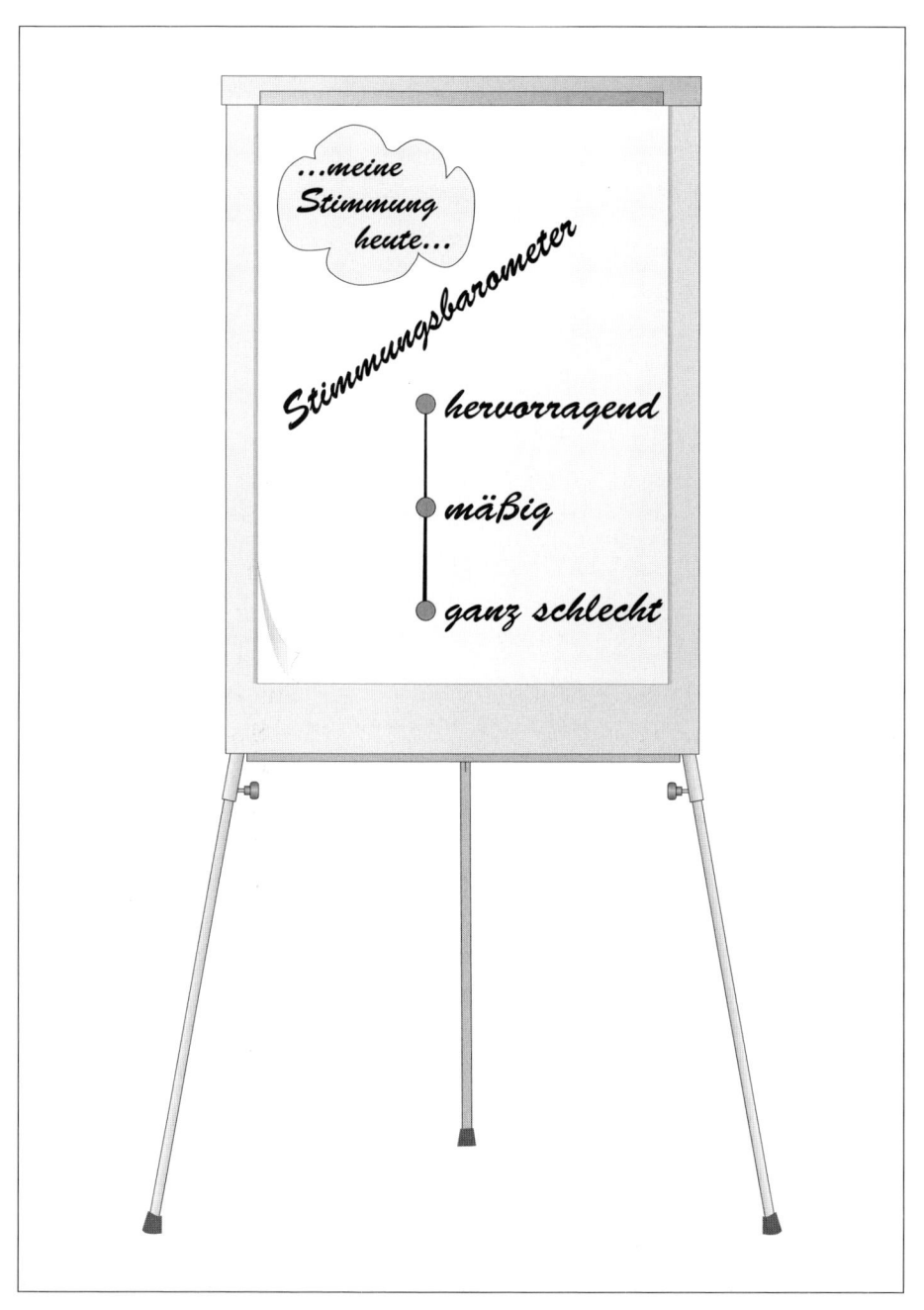

Abb. 4.4   Orientieren Sie sich an Stimmungen

Allgemeine Techniken

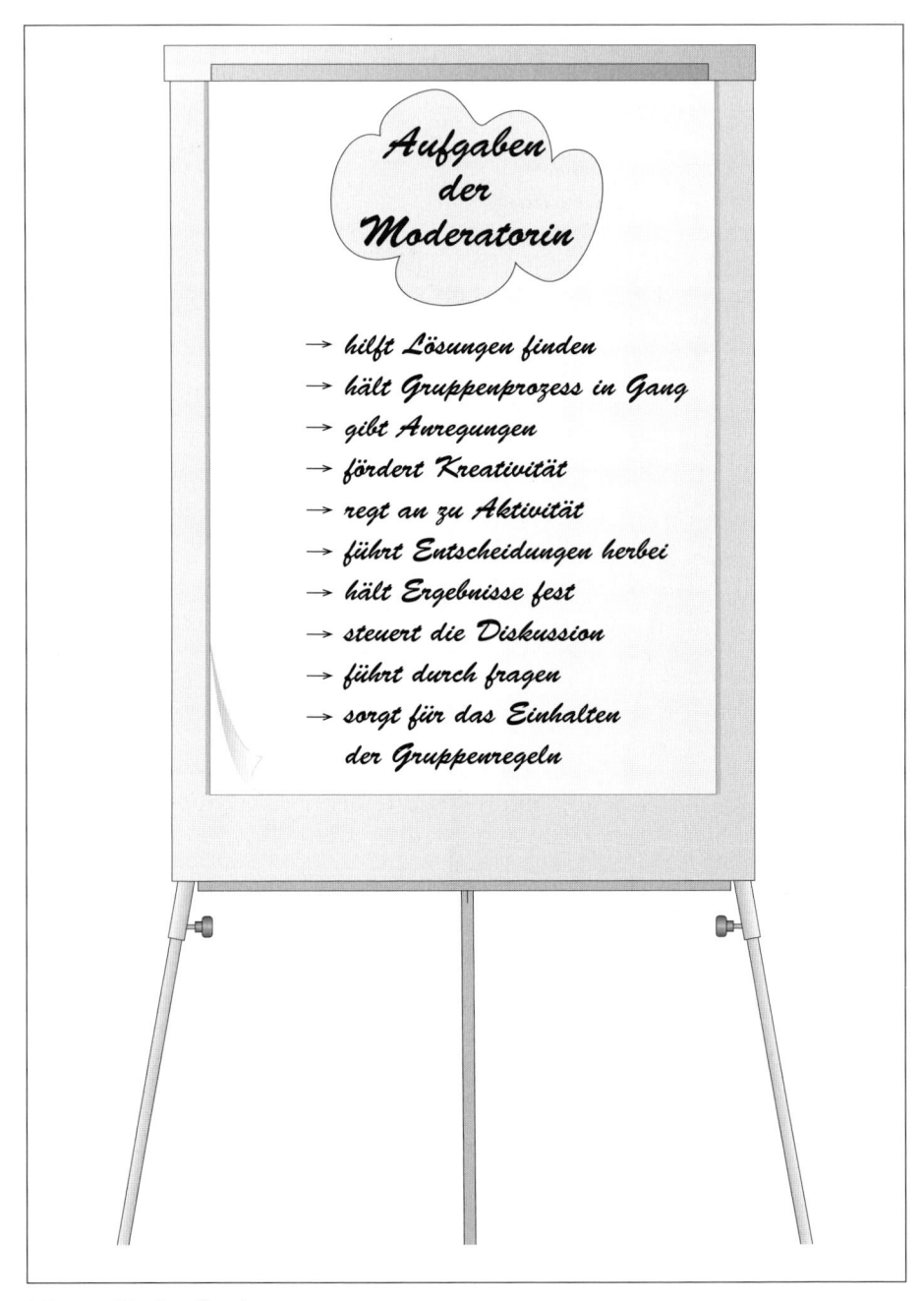

Aufgaben der Moderatorin

→ hilft Lösungen finden
→ hält Gruppenprozess in Gang
→ gibt Anregungen
→ fördert Kreativität
→ regt an zu Aktivität
→ führt Entscheidungen herbei
→ hält Ergebnisse fest
→ steuert die Diskussion
→ führt durch fragen
→ sorgt für das Einhalten der Gruppenregeln

Abb. 4.5 Schreiben Sie mit

Anwärmaktivität

Zum Ankommen bzw. zum „**warm werden**" mit den anderen sollte den Patienten eine Hilfestellung angeboten werden. Diese kann eine Frage zur momentanen Befindlichkeit oder auch eine einfache Übung sein. Dabei muss nicht unbedingt ein Bezug zum Thema vorhanden sein. Ein Beispiel ist das **Graffiti** (Abb. 4.6): Von der Gruppenleitung werden Reizfragen oder Aussagen, die zu ergänzen sind, vorbereitet und auf Plakate geschrieben. Die Patienten bekommen einen Filzstift und werden aufgefordert, die Fragen schriftlich zu beantwortet bzw. die Aussagen zu ergänzen.

Kartenabfrage

Hier werden ein Flipchart oder Plakatwände (Packpapier) gebraucht. Die Patienten bekommen einen Filzstift und mehrere Moderationskarten (ggf. in verschiedenen Farben). Die Patienten schreiben ihre Antwort oder Meinungen auf jeweils eine Karte und heften sie an die Wand (Abb. 4.7). Günstigstenfalls kann die Gruppenleitung bzw. Helferin die Karten nach Schwerpunkten ordnen. Geht es um die Auswahl eines Themas oder um eine Entscheidung, kann auf den Karten eine Punktabfrage erfolgen (s. u.).

(Wenn keine Moderationskarten zur Verfügung stehen, können diese sehr einfach mit einer Schneidemaschine selbst hergestellt werden. Schmierpapier ist aber auch in Ordnung.)

Punktabfrage

Diese Methode aktiviert die Patienten, Entscheidungen zu treffen. Sie beantworten Fragen oder beteiligen sich an Entscheidungen – beide Male werden Punkte vergeben. Diese Punkte werden entweder aufgeklebt (Punkte mit mind. 9 mm Durchmesser) oder mit einem Filzstift aufgemalt.

Einzelbericht

Für viele psychisch Kranke bedeutet es eine enorme Überwindung, sich der „**öffentlichen Beachtung**" auszusetzen, indem sie der Gruppe etwas vortragen oder von sich selbst berichten. In der Gruppe lernt der Kranke schrittweise und im vertrauten Rahmen, seine Meinung und seine Gefühle zu äußern (vgl. Kap. 2.3.1.2 c).

Bilder

Hierzu müssen mindestens doppelt so viele Bilder (aus Zeitschriften oder Fotokarteien) wie Teilnehmer zur Verfügung stehen. Die Bilder sollten variationsreich auf das Thema abgestimmt sein. Sie werden in der Mitte auf dem Boden oder auf einem Tisch ausgebreitet. Die Gruppenleiterin macht eine aktivierende Äußerung, z. B.

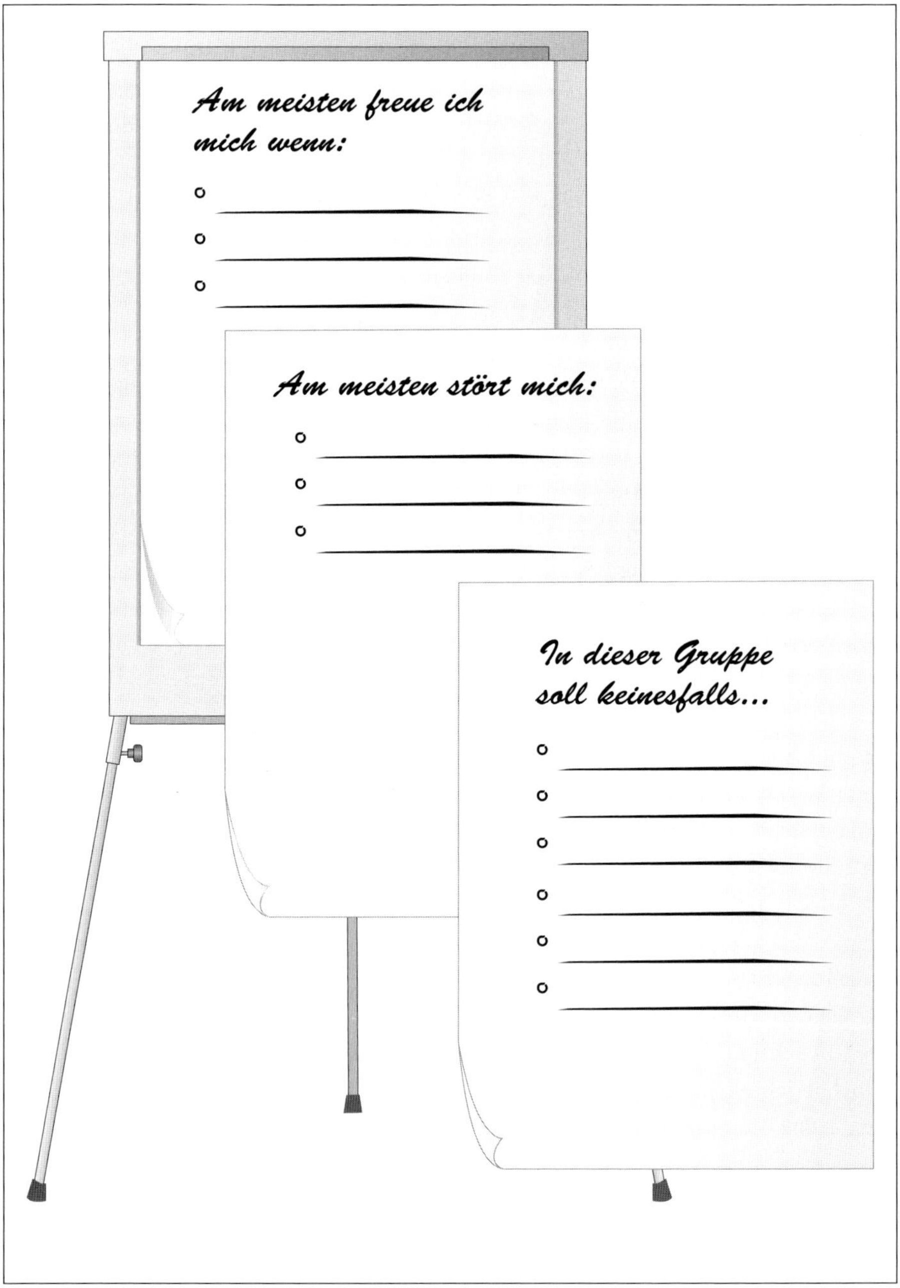

Allgemeine Techniken

Am meisten freue ich mich wenn:
- _____
- _____
- _____

Am meisten stört mich:
- _____
- _____
- _____

In dieser Gruppe soll keinesfalls…
- _____
- _____
- _____
- _____
- _____
- _____

Abb. 4.6   „Graffiti"

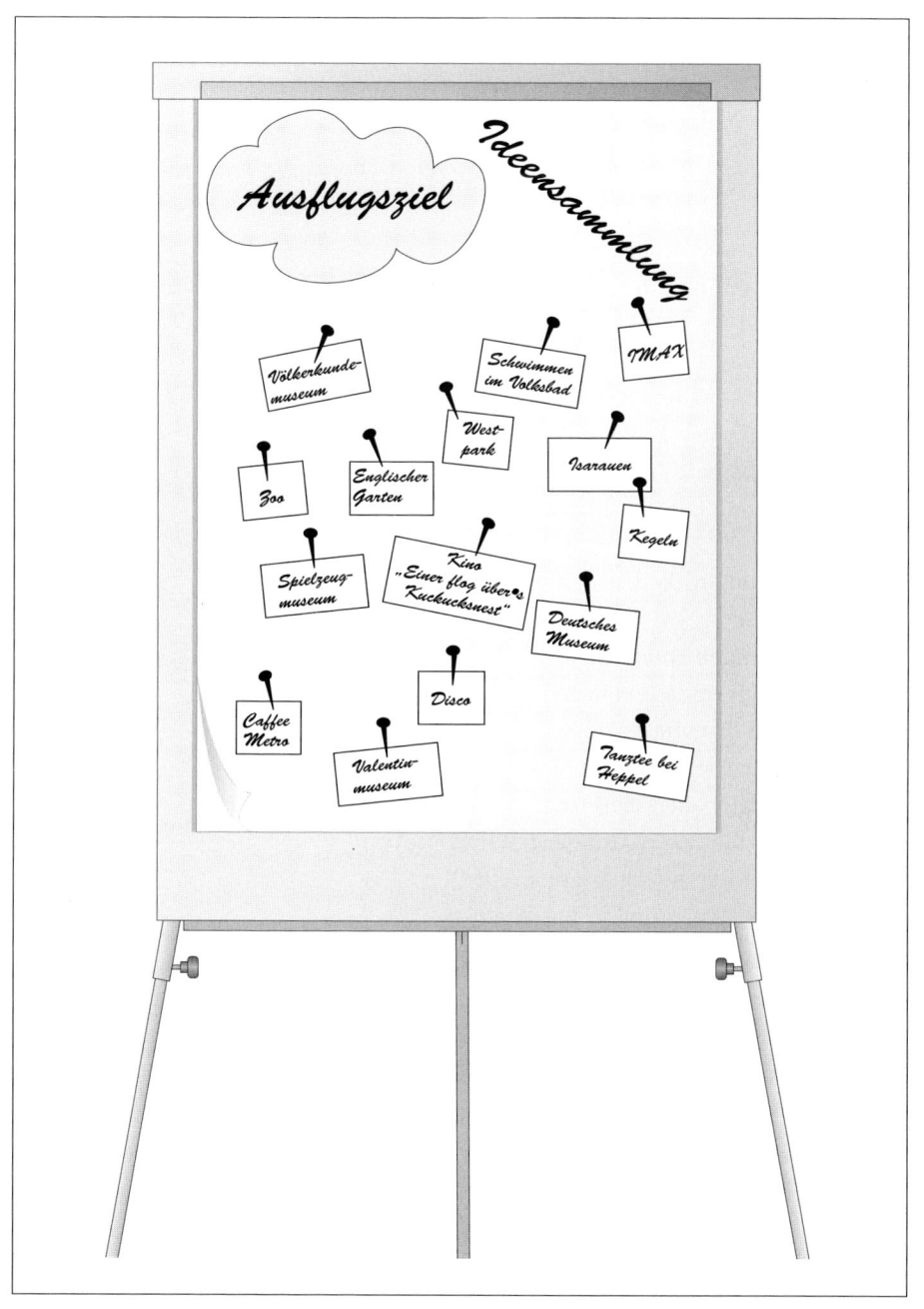

Abb. 4.7 Visualisieren Sie Ihr Brainstorming

"Meine Krankheit bedeutet für mich..." Jeder Patient entscheidet sich dann für **ein** Bild als Medium für seinen Beitrag dazu.

Über Bilder können auch Erinnerungen geweckt und die damit verbundenen Gefühle hervorgerufen werden. Besonders geriatrische Patienten kommen mit dieser Methode gut zurecht, z. B. *"Aus meinem Leben erinnere ich mich besonders gerne an..."*

Gemalte Bilder oder Kollagen

Eine Tätigkeit mit den Händen, wie z. B. das Malen, belebt die Phantasie. Intuitive Einfälle können auf dem Papier zum Ausdruck gebracht werden. Gemeinschaftliche Bilder oder Kollagen zeigen den Patienten ihr unterschiedliches Erleben auf und fördern somit auch die Bereitschaft, miteinander zu kooperieren. Häufig entdecken die Patienten ihre Freude an kreativer Arbeit. Diese Ressource sollte auch dazu genutzt werden, um innerhalb der Station milieutherapeutische Gruppenarbeit zu leisten und zur Ausgestaltung der Gemeinschaftsräume beizutragen.

Aktivierungsmöglichkeiten in der Gruppe
- Raum lüften
- Überraschungen einbauen
- Ausreichende Pausen einlegen
- Körperliche Aktivitäten einbauen
- Abwechslungsreiche Inhalte bieten
- Kreative Materialien einsetzen
- Ziele und Vorteile der Gruppe deutlich machen
- Austausch fördern (z. B. Kleingruppen)
- Einwände zulassen und provozieren
- Spannungsbogen halten

Am Ende der Gruppe kann die Gruppenleitung ihre Arbeit mit Hilfe der Flipchart von den Patienten auswerten lassen (Abb. 4.8).

4.1.4 Rollenspiel

Hier geht es darum, soziales Verhaltens einzuüben und entsprechendes Handeln zu reflektieren. Vor allem in den psychoedukativen Gruppen wird das Rollenspiel eingesetzt. Das Rollenspiel ist immer eine Modellsituation und nur der Patientengruppe als „kleine Öffentlichkeit" zugänglich. Es werden modellhaft Situationen nachgestellt und identifiziert, ggf. mit Hilfe einer Videodokumentation.

Allgemeine Techniken

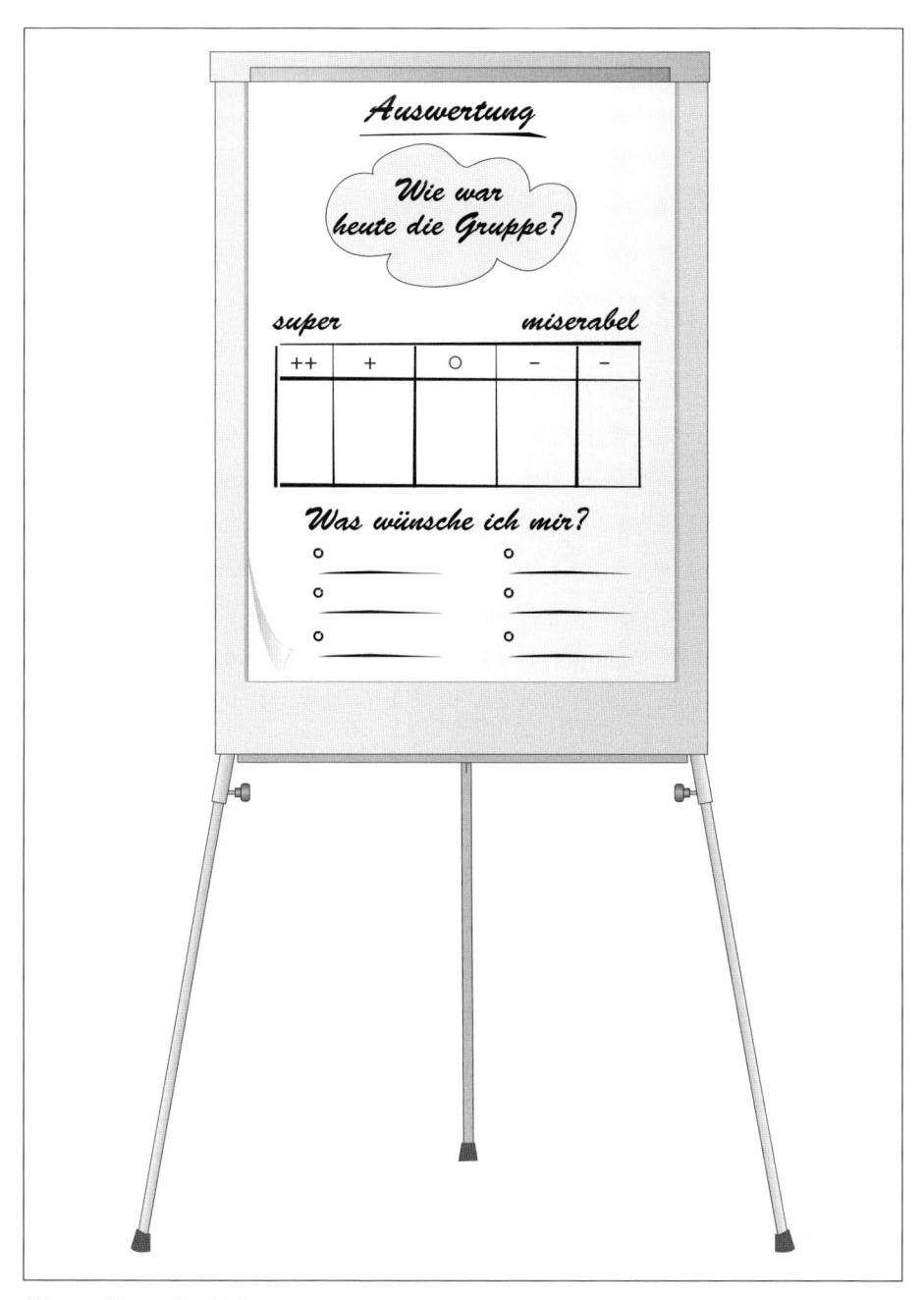

Abb. 4.8 Werten Sie die Gruppe aus

Moderation von Patientengruppen

Das Rollenspiel spiegelt dem Patienten sein Verhalten wieder und verschafft ihm dadurch Klarheit; so kann es neue Möglichkeiten eröffnen. Andere Sichtweisen werden empathisch wahrgenommen, und der Patient kann sich leichter aus verstrickten Denk- und Verhaltensmustern befreien.

Das Rollenspiel soll nur dann angewendet werden, wenn die Gruppenleitung eine entsprechende Fortbildung und genügend Erfahrung aufweisen kann!

4.2 Motivierendes Verhalten der Gruppenleitung

Der Erfolg einer Patientengruppe hängt im Wesentlichen davon ab, wie die Gruppenleitung mit den erwachsenen Teilnehmern umgeht. Ein psychisch kranker Mensch ist in kooperativer Weise als gleichberechtigter Erwachsener zu behandeln. Um ihn in der Gruppe zu aktiver Mitarbeit zu bewegen, muss die Gruppenleitung nicht nur inhaltlich eine Expertin sein, sondern auch durch ihr Verhalten professionell motivieren können.

An erster Stelle sei hier die gute **Verständlichkeit** als Moderationsförderer erwähnt. Nichts kann Patienten mehr verärgern und demotivieren als ein hochgestochener nebulöser Fachjargon der Gruppenleitung. Eine unverständliche Sprache erzeugt Unwillen und baut Kommunikationsblockaden auf. Damit wird jede Bereitschaft zur Mitarbeit zunichte gemacht. Eine verständliche Sprache dagegen sorgt dafür, dass die Patienten sich

- partnerschaftlich angenommen fühlen,
- sich unbefangener und offener beteiligen,
- ermutigt fühlen, persönliche Erfahrungen und Wissen miteinzubringen (Döring 1983).

Die Merkmale einer verständlichen Sprache sind:

Einfachheit. Wer am Ende eines Redebeitrages oder eines Satzes nicht mehr weiß, was am Anfang gesagt wurde, verliert das Interesse. Eine einfache Sprache, dazu kurze und knappe Sätze erhöhen die Verständlichkeit und Konzentration.

Wichtigkeit. Die Bedeutung der Inhalte wird über die Phonetik der Sprache und Gestik gesteuert. Eine eintönige und unbetonte Stimme schläfert die Zuhörer ein. Wichtige Inhalte sollten durch akustische und optische Akzente verstärkt werden. Ganz wichtig ist: Nicht um den „heißen Brei" reden, die Dinge genau benennen. Bringt man die Information schnell „auf den Punkt", können die Teilnehmer leicht folgen.

Systematik. Eine klare Reihenfolge erleichtert das Verstehen und Begreifen. Ausgesprochene Gedanken müssen zuvor geordnet werden, ggf. schriftlich in Form eines „Spickers". Eine schriftliche Vorbereitung wirkt nicht nur professionell, sie verhindert auch eine Verzettelung. Werden die Inhalte zusätzlich visualisiert (Flipchart, Poster u. a.), prägen sie sich den Zuhörern besser ein. Außerdem sind die Inhalte auch für diejenigen nachvollziehbar, die nicht an der Gruppe teilnehmen konnten.

Aktualität. Wie neu sind die Mitteilungen? Nichts ist langweiliger als ständige Wiederholungen. Ist es jedoch notwendig, bestimmte Informationen mehrfach mitzuteilen (Regeln, Bestimmungen, Zeitpläne), sollte das in aller Kürze geschehen. Sie können auch als Merkblatt an die Patienten verteilt werden (vgl. Kap. 2.6.1 a). Für Verlaufsübersichten sind Poster oder Infotafeln gut geeignet.

Stimulanz und Dynamik. Was lösen die gesprochenen Worte aus? Die Gruppenleitung kann über ihre Sprache die Patienten direkt ansprechen, Reizwörter verwenden oder Inhalte witzig verpacken. Ein Lachen aktiviert, löst Spannungen, vertieft die Atmung und schafft eine positive Stimmung. Eine gute Atmosphäre unterstützt die Aufmerksamkeit. Das kann für das Gruppenergebnis ausschlaggebend sein.

Bei der Gruppenleitung trägt nicht nur ihre Sprache, sondern auch ihr Verhalten dazu bei, die Patienten zu motivieren. Ein energievolles, überzeugendes und interessiertes Verhalten stimuliert die Patienten, in der Gruppe eher mitzumachen. Voraussetzung: Die Leitung einer Gruppe darf für die Pflegeperson nicht zur lästigen Pflicht werden. Auch moderne pädagogische und didaktische Methoden führen zum besseren Verständnis und kooperierenden Verhalten.

8 Regeln zum motivierenden Verhalten der Gruppenleitung

1. Halten Sie Blickkontakt
Versuchen Sie immer, alle Patienten im Blick zu haben und deren Verhalten zu beobachten. Sie müssen wissen, was in der Gruppe vor sich geht und wer von den Patienten beteiligt ist.

2. Organisieren Sie die Sitzordnung
Die richtige Sitzordnung ist für ein positives Arbeitsklima wichtig. Sie richtet sich nach der Gruppenart – günstiger ist es immer, wenn alle Teilnehmer sich sehen können.

3. Sprechen Sie die Patienten mit Namen an
Sie kennen in der Regel die Namen der Patienten. Neue Teilnehmer sollten sich der Gruppe vorstellen oder Sie übernehmen diese Aufgabe. Beachten Sie das Bedürfnis nach Prestige und Anerkennung und lassen Sie Titel (Professor, Doktor, Freiherr von etc.) nicht ungefragt weg. Versichern Sie sich, wie wichtig einem Patienten die Form der Anrede ist. Das Duzen ist grundsätzlich zu vermeiden.

4. **Zeigen Sie Interesse**
Keinen Patienten dürfen Sie übersehen oder unbeachtet lassen. Alle Beiträge müssen gewürdigt und akzeptiert werden. Die Patienten möchten, dass Sie sich ihnen zuwenden.

5. **Nehmen Sie Raum ein**
Bringen Sie Abwechslung in den Gruppenprozess: Wechseln Sie Ihre Position, bewegen Sie sich öfter im Raum. Die Gruppengestaltung sollte dadurch jedoch nicht gestört werden.

6. **Setzen Sie Gestik und Mimik ein**
Ihre Körpersprache muss eindeutig sein, sie wirkt stimulierend auf die Patienten. Bringen Sie nonverbal Ihre Wertschätzung zum Ausdruck. Ein Lächeln motiviert, denn die Patienten fühlen sich dadurch bestätigt. Vermeiden Sie übertriebene Freundlichkeit, sie wirkt schnell aufgesetzt und macht Sie unglaubwürdig.

7. **Lassen Sie Ihre Stimme Stimmung machen**
Die Lautstärke und Melodie Ihrer Stimme können Sie als Werkzeug nutzen. Die Lebendigkeit, Betonung und Geschwindigkeit Ihrer Sprache reguliert die Dynamik der Gruppe. Leises, monotones Sprechen langweilt. Hingegen wirken Sie mit einer spritzigen, leidenschaftlichen Sprache eher überzeugend und mitreißend.

8. **Führen Sie, indem Sie fragen**
Stellen Sie offene Fragen – so motivieren Sie zum Nachdenken und lassen verschiedene Möglichkeiten zu antworten. Sie bringen damit ein Gespräch voran und können es besser steuern.

> **Offene Fragen sind alle Fragen, die mit den Wörtern was, wie, wann, weshalb, welche usw. beginnen. Gespräche, in denen Sie vorwiegend geschlossene Fragen verwenden, lassen außer den Antworten ja oder nein kaum Entfaltungsmöglichkeiten. Die Gesprächssituation bleibt meist einseitig und verebbt in nichtssagenden Ausführungen.**

Die Beispiele im folgenden Kapitel enthalten vorwiegend die **offenen** Fragestellungen und können beliebig variiert werden.

Die Kunst des „Aktiven Zuhörens"

Jemanden verstehen wollen heißt, **zu hören** was der Gesprächspartner sagt. Zuhören kann als **Geisteshaltung** verstanden werden. „Es beginnt damit, die menschliche Unart ersten Ranges des Alltags, Gehörtes sofort zu bewerten und zu etikettieren, einfach zu lassen. Echte Kommunikation beginnt mit der „hohen Kunst des Zuhörens." (Rogers/Roethlissberger 1992 in Bayer 1995)

Zunächst: Was nicht tun?
- Die anderen ausfragen
- Themen vorgeben
- Bewertungen vornehmen
- Von eigenen Vergleichserfahrungen sprechen
- Problemlösungen vorschlagen

Jetzt: Was tun?
- Sich auf die Situation und auf die Gesprächspartner konzentrieren
- Aufmerksamkeitsreaktionen geben
- Sich in den anderen hineinversetzen
- Rückmeldungen zu Sach- und Gefühlsinhalten geben
- Gesagtes zusammenfassen
- Pausen dulden und Zeit zum Nachdenken geben
- Verständnisfragen stellen (zur Klärung von Missverständnissen)

Mögliche Auswirkungen auf den Gesprächspartner?
- Fühlt sich verstanden
- Fühlt sich angenommen
- Öffnet sich
- Beschäftigt sich kreativ mit seiner Situation
- Entwickelt eine positive Beziehung

4.3 Umgang mit krankheitsbedingten Störungen in Gruppen

Die Krankenschwester hat die Rolle der Koordinatorin; auf verträgliche Weise aktiviert sie die stillen, zurückgenommenen Patienten und grenzt die dominierenden Patienten ein (Tab. 4.1).

4.3.1 Umgang mit „Vielrednern"

Übermäßig aktive Patienten können die Gruppe ebenso zum scheitern bringen wie ausgeprägt unbeteiligte Patienten. Der Drang zu reden, hat einen unterschiedlichen Antrieb. Bei manchen, äußerst gesprächigen Patienten ist oft eine unangemessene Distanzlosigkeit zu beobachten, die sich u. a. im „viel reden" ausdrückt. Bei anderen psychisch Kranken ist ein übermäßiger (krankheitsbedingter) Drang zur Selbstdarstellung auffällig. Bei wieder anderen geht es um Rechthaberei oder Wichtigtuerei.

Tab. 4.1 Umgang mit krankheitsbedingten Störungen in Gruppen

Störendes Verhalten des Patienten	Mögliche Reaktion der Gruppenleiterin
Unaufmerksamkeit, Patient blättert in einer Zeitschrift	*„Ich wünsche mir, dass sich alle an der Gruppe beteiligen!"*
Patient wird laut und schimpft	An die Gruppenregeln erinnern, Vereinbarungen treffen, bei dauerhafter Störung, ihn aus der Gruppe gehen lassen. *„Was ärgert Sie ..?"* oder *„Sagen Sie uns, was Sie ärgert..."*
Patient kann nicht ruhig sitzen bleiben, Mitpatienten fühlen sich durch die Unruhe gestört	Den Patienten einen Sitzplatz zuweisen, an dem er nicht räumlich eingeengt ist. *„Bitte respektieren Sie die Unruhe von Herrn Schneider, es wäre schade, wenn wir ihn deswegen nicht teilnehmen lassen könnten."*
Patient kommt wiederholt zu spät	Den Patienten freundlich begrüßen. *„Schön, dass Sie es noch geschafft haben zu kommen..."* Sich nach der Gruppe eine Begründung vom Patienten geben lassen. *„Was wollen Sie damit bezwecken, dass Sie regelmäßig zu spät kommen?"*
Diskussion über ein Thema kommt nicht in Gang	Eigene Meinungen einbringen. Gezielt eine Person ansprechen: *„Was haben Sie darüber gehört?"* *„Woher beziehen Sie Ihre Informationen?"* *„Was hat das Thema mit Ihnen zu tun?"* *„Wie schätzen Sie die Situation ein?"*
Es werden von Patienten Themen angesprochen, die in einer anderen Situation besprochen werden müssen	*„Wenn alle einverstanden sind, können wir das jetzt in wenigen Minuten klären."* *„Da muss ich Sie verweisen auf..."* *„Bitte sprechen Sie das in... noch einmal an."* *„Können wir das bitte im Anschluss unter vier Augen klären?"*

Tab. 4.1 (Fortsetzung)

Störendes Verhalten des Patienten	Mögliche Reaktion der Gruppenleiterin
„Läppisches" Verhalten, kichern, stören u. a.	*„Was können Sie zum Thema beitragen?"* *„Sie scheinen mit dem Thema vertraut, bitte berichten Sie den anderen doch…"* *„Wenn es Ihnen schwer fällt, sich auf die Sache zu konzentrieren, biete ich Ihnen an…"* ggf. mit dem Patienten eine Vereinbarung treffen.
„Drückeberger", die keine Aufgaben vom Ordnungsdienst im Stationsalltag freiwillig übernehmen	Direkte Ansprache mit Namen. *„Was könnte Ihr Beitrag zum Ordnungsdienst sein?"* *„Welche Aufgabe können Sie sich vorstellen zu übernehmen?"* *„Mit wem möchten sie sich diese Aufgabe teilen?"*
Destruktive Äußerungen von Patienten: *„Bringt ja sowieso nichts – alles Kinderkram…"*	Noch einmal die Ziele der Gruppe verdeutlichen. Bei fehlender Einsicht, dem Patienten keine weitere Teilnahme aufdrängen. *„Was ist Ihnen wichtig?"* *„Was hätten Sie sich vorgestellt?"* *„Was wünschen Sie sich?"*

Damit die anderen in der Gruppe dieses Verhalten nicht als intolerant oder gar dreist auslegen, muss die Gruppenleitung die „Vielredner" auf angemessene Weise zurechtweisen. Beispiele:

„Sie kennen sich offenbar gut aus, lassen Sie sich überraschen, was andere dazu sagen."
„Ihre Beiträge bisher waren sehr interessant, lassen Sie uns sehen, was die anderen dazu meinen."
„Das ist auch für mich ein neuer Gedanke, bitte lassen Sie uns etwas Zeit, darüber nachzudenken."
„Vielleicht möchten sich einmal die zu Wort melden, die bisher noch nicht die Gelegenheit hatten…"
„Bitte geben Sie den anderen etwas Zeit, darüber nachzudenken."
„Jeder sollte darauf achten, seine Redezeit von … Minuten einzuhalten!"

Ist zu erwarten, dass bestimmte Patienten sich innerhalb der Gruppe nur schwer lenken lassen, ist ein kurzes Vorgespräch unter vier Augen sinnvoll:
„Sie haben die letzten Male bewiesen, dass Sie sehr motiviert sind, sich an der Gruppe zu beteiligen. Ich wünsche mir heute von Ihnen, dass Sie die anderen darin unterstützen, sich mehr einzubringen, indem Sie sich etwas mehr im Hintergrund halten/den anderen mehr Raum geben."

„Vielredner" sind auch gut einsetzbar für unterstützende Tätigkeiten wie z. B. mitschreiben (visualisieren) am Flipchart, verteilen/einsammeln von Material, sehr kranken Mitpatienten aktiv helfen (Mitverantwortung, Gefahr der Überforderung). Anderes Beispiel: Lassen Sie einen Patienten mit Drang zur Selbstdarstellung den anderen den Sinn und Zweck der Zusammenkunft in einem Kurzvortrag erklären. Geben Sie ihm zuvor genaue Informationen zu Inhalt und Umfang. Übertragen Sie ihm Aufgaben, die zu den Inhalten der Gruppe passen.

Wenn zum Beispiel ein manischer Patient zu viel Raum einnimmt, müssen Sie als Gruppenleitung sehr präsent sein, damit Ihnen die Leitung nicht aus der Hand genommen wird. Wichtig dabei ist, dass diese Patienten trotzdem Ihre Wertschätzung erfahren.

4.3.2 Umgang mit „Schweigern"

Bei „Schweigern" handelt sich häufig um sehr depressive bzw. schwer kranke Patienten. Hier kann das Ziel sein, dass sie überhaupt bei der Gruppe **anwesend** sind. In jeder Gruppe gibt es solche Patienten, die schwer motivierbar sind. Grundsätzlich ist dieses Verhalten zu respektieren. Dennoch gibt es Möglichkeiten, die stillen Patienten aktiv in den Gruppenprozess einzubeziehen, zum Beispiel mit motivierenden Fragen bzw. Aussagen:
„Welche Meinung haben Sie zu diesem Thema?"
„Ich glaube nicht, dass Sie keine Meinung dazu haben..."
„Worüber würden Sie denn lieber sprechen?"
„Was fällt Ihnen daran so schwer?"
„Erzählen Sie, was Sie auf diesem Bild sehen können..."
„Ich stelle jetzt eine Frage, Sie alle denken ein paar Minuten darüber nach und dann werde ich jemanden bitten, die Antwort zu geben..."

Nützen alle Aktivierungsversuche nichts, so ist es in Ordnung, die Patienten passiv teilnehmen zu lassen. Die Tatsache, dass sie überhaupt dabei sind, kann für sie schon sehr viel bedeuten. Vielleicht werden sie ermutigt, das nächste Mal wiederzukommen, denn sie wissen jetzt, dass sie anwesend sein dürfen:

„Wenn ich Sie richtig verstehe, möchten Sie einfach nur dabei sein und gar nichts sagen? Das ist in Ordnung. Sie können selbst entscheiden, wann Sie sich wieder beteiligen möchten."

Fragen stellen, zum Nachdenken anregen und neugierig machen – das ist notwendig, um den Gruppenprozess in Bewegung zu halten. Kennt die Gruppenleitung frühere Fähigkeiten, Interessen und Vorlieben der einzelnen Teilnehmer (aus Pflegeanamnesen oder Einzelgesprächen), kann sie leicht mit weiterführenden Fragen darauf eingehen:

„Soviel ich weiß, haben Sie sich schon früher...?"
„Sie haben mir einmal erzählt, dass..."
„Sie sind doch von Beruf....., bitte sagen Sie uns..."

Geben Sie genügend Denkanstöße, teilen Sie Ihre persönliche Meinung mit, reizen Sie durch provokante Aussagen zum Widerspruch und erstaunen Sie Ihre Patienten. Es ist nicht von Bedeutung **welche** Meinung Sie vertreten, sondern **wie** Sie Patienten zur Unterhaltung oder Diskussion anregen:

„Weshalb glauben Sie Herrn Münster in diesem Punkt?"
„In welchem Zusammenhang steht das mit Ihnen persönlich, was Frau Schmell gerade gesagt hat?"

4.3.3 Beginnen einer Gruppe

Die Patientengruppe darf keinesfalls zufällig stattfinden und dann begonnen werden, wenn

- es gerade günstig in den Stationsablauf passt,
- endlich alle Patienten anwesend sind,
- eine bestimmte Pflegeperson da ist,
- Patienten „mal eben beschäftigt" werden sollen.

Die Patientengruppe ist ein fester Bestandteil im Tagesablauf, an dem sich die Patienten der Station orientieren können. (Ausnahme: Freizeitgruppen; diese können sich in der Regel am Bedarf orientieren.) Die Gruppe beginnt immer pünktlich, daher empfiehlt es sich für die Gruppenleiterin, wenige Minuten vorher im Raum zu sein. Ihre Anwesenheit bewirkt bei den Patienten, sich gegenseitig darauf hinzuweisen, dass die Gruppe gleich los geht und beeilen sich demzufolge – sie haben den Wunsch, pünktlich zu sein. Nachzügler werden freundlich begrüßt und niemals vor den anderen Teilnehmern für ihre Verspätung getadelt.

Wissen die Patienten, dass die Gruppe zuverlässig pünktlich beginnt, können sie den weiteren Tagesablauf kalkulieren, Besorgungen machen, ihre Besucher einbestellen und ggf. im Rahmen der Psychoedukation ihre Aufträge erfüllen. Eine Verschiebung der Anfangszeiten auch nur um wenige Minuten ist zu vermeiden.

In der Regel brauchen die Patienten Zeit, „anzukommen". Der Start der Gruppenarbeit kann entsprechend gestaltet werden. Folgende Fragen führen in die Gruppe und zum Thema hin:
„Damit Sie wissen worum es heute geht, möchte ich Ihnen das Thema kurz vorstellen..."
„Heute treffen wir uns zum Thema... (zum routinemäßigen Meeting...), wer von Ihnen ist heute das erste Mal dabei?" (Einführung neuer Patienten siehe weiter unten)
„Wer kann bitte kurz wiederholen, was letztes Mal das Thema war?"
„Beim letzten Treffen hatten wir vereinbart, heute über das Thema ... zu sprechen".
„Die heutige Zeitungsrunde soll zu einem aktuellen Thema in... stattfinden".
Wählen Sie aus Politik/Sport/Wirtschaft aus und grenzen Sie die ein.
„Die Osterzeit steht bevor, was haben Sie letztes Jahr um diese Zeit gemacht, wo waren Sie...?" (oder Weihnachtszeit, Jahreszeiten können Schwerpunkt sein).

Im Anschluss geht es in die aktive Phase, die Arbeit mit dem Thema beginnt.

4.3.4 Beenden einer Gruppe

Ist eine Gruppe zu Ende, wenn die Zeit abgelaufen ist?

Eine Gruppe besteht aus drei Phasen: das Beginnen bzw. die Einstiegsphase, die eigentliche Aktivitätsphase und die Beendigungsphase. In der Gruppenpraxis psychiatrischer Abteilungen ist oft Folgendes zu beobachten: Bei der Zeitvorgabe wird fast ausschließlich die Aktivitätsphase angemessen berücksichtigt, die Einstiegs- und Beendigungsphase erhalten dagegen weniger Aufmerksamkeit.

Häufig passiert es auch, dass am Anfang zu großzügig mit der verfügbaren Zeit umgegangen und die Aktivitätsphase dann durchgezogen wird. Bei den Patienten entsteht dabei leicht das Gefühl, angetrieben zu werden. Und am Schluss bleibt kaum noch Zeit, das Beenden zu „zelebrieren". Dabei bedeutet die Beendigungsphase für die Patienten eine Motivation, an der nächsten Gruppe wieder teilzunehmen. So besteht das Risiko, die Zeit zu überziehen. Eine Gruppe sollte aber pünktlich beendet werden: Ein Überziehen bringt nicht nur den Stationsablauf durcheinander, sondern fördert auch den Unmut aller Beteiligten. Es macht die Gruppenleiterin unglaubwürdig, weil sie ihre Modellfunktion nicht ernst zu nehmen scheint. Die Patienten dürfen nicht das Gefühl bekommen, dass Beginn und Ende einer Gruppe der Willkür der Pflegeperson unterworfen ist. Das heißt: Eine Gruppe braucht eine eindeutige Koordination und ein klare Zeiteinteilung, um allen Phasen, insbesondere der Beendigungsphase ausreichend Raum zu geben (vgl. Kap. 2.4).

Anfang und Ende einer Gruppe sind für den Patienten zuverlässige Eckdaten zu seiner Orientierung.

Bei Patientengruppen geht es nicht um gute oder schlechte, richtige oder falsche Ergebnisse, sondern es geht darum, wie sehr sich die einzelnen Patienten an der Gemeinschaftsarbeit beteiligt haben. Ist dies erreicht worden, hat die Gruppe ihre Aufgabe erfüllt. (Darin liegt der große Unterschied zur leistungsbezogenen Rückmeldung in Arbeitsgruppen.) Das Beenden einer Patientengruppe fasst die angesprochenen Themen und diskutierten Schwerpunkte zusammen und bezieht sich auf den individuellen Zugewinn der erlebten Gefühle und sozialen Kompetenzen. Es soll ein Erfahrungsaustausch aus der Gruppe in den Alltag stattfinden und den Patienten auf den Weg zurück in das Stationsleben begleiten.

Das gefühlsmäßige und gedankliche Nacharbeiten von Erlebnissen gehört auch im Leben außerhalb der Klinik zum Alltag und darf im stationären Rahmen nicht ausgeklammert werden. „Die Endphase hat eigentlich zwei Teile. Um es mit der Sprache des Piloten auszudrücken: Es gibt eine Phase des Landeanflugs bzw. der Landevorbereitungen, und es gibt die Landung selbst mit dem Ausrollen, dem Aussteigen und dem Gepäckholen." (Langmaack 1987 S. 176)

Hinweise zur Durchführung der Beendigungsphase:

Brainstorming (Kap. 4.1)
Diese „Blitzlichtrunde" aktiviert zum Schluss noch einmal alle Beteiligten, über die Erlebnisse in der Gruppe nachzudenken. Die Teilnehmer können je nach Gruppenthema mit folgenden Fragen mobilisiert werden:
„Was hat Sie am meisten beeindruckt?"
„Was war heute besonders wichtig für Sie?"
„Was nehmen Sie heute aus dieser Stunde/Gruppe mit, was lassen sie hier?"
„Womit können Sie etwas anfangen, was möchten Sie gerne umsetzen?"
„Welche Ideen haben Ihnen imponiert?"
„Womit werden Sie sich im Anschluss beschäftigen?"
„Was wird im Anschluss an diese Gruppe Ihr erster Schritt sein?"
„Mit welchen Gefühlen gehen Sie heute aus der Gruppe?"
„Welche Fragen möchten Sie noch klären?"
„Welche Erwartungen haben Sie an die nächste Gruppe?"

Im Brainstorming passiert es immer wieder, dass ein Patient den Vorredner zitiert oder sich ihm anschließt; er hätte bereits alles gesagt, er wird in allen Punkten bestätigt. Fordern Sie dann den betreffenden Patienten auf, seine Meinung mit eigenen Worten mitzuteilen:

"Sagen Sie es uns doch mit Ihren eigenen Worten."
"Uns interessiert Ihr persönlicher Eindruck, sagen Sie es mit Ihren Worten."

Zusammenfassung der Schwerpunkte

Was wichtig und erwähnenswert erscheint, wird sehr unterschiedlich wahrgenommen. Überlegen Sie daher gut, wie eine Zusammenfassung sinnvoll ist. Haben Sie das Ziel, bestimmte Inhalte durch eine Wiederholung zu verstärken, um sicherzustellen, dass die Informationen behalten werden, sollten **Sie** die Zusammenfassung selbst vornehmen. Wollen Sie aber wissen, was die Patienten für sich aus der Gruppe mitnehmen, dann lassen Sie die Zusammenfassung durch die Patienten vornehmen. Ihre persönliche Absicht und Meinung können Sie im Anschluss trotzdem einbringen.

Eine Zusammenfassung durch einen Patienten (freiwillig) kann über folgende Fragen angeregt werden:
"Wer von Ihnen möchte die heutigen Themen kurz zusammenfassen?"
"Was haben Sie heute alles gehört?"
"Über welche Schwerpunkte berichten Sie heute Ihren Mitpatienten nach der Gruppe?"
"Wenn Sie gleich jemand fragt, was Sie in der Gruppe getan haben, was antworten Sie dann?"

Kartenabfrage (Kap. 4.1)

Mit einer Kartenabfrage sammeln Sie schriftlich die Eindrücke aus der Rückmeldung. Dabei werden die Patienten aufgefordert, mit 2 bis 3 Worten ihren Eindruck aufzuschreiben:
"Schreiben Sie auf eine Karte jeweils <u>einen</u> Kerngedanken, der für Sie heute bedeutsam war!"
"Für mich war das wichtigste Thema heute ..."

Diese Methode verstärkt die Nacharbeitung mit dem Thema und macht Patienten neugierig, die nicht teilgenommen haben. Als Variationsmöglichkeit bietet sich an: Auf grüne Karten schreiben die Patienten, was ihnen gefallen hat, auf rote Karten das, was ihnen nicht so gut gefallen hat.

„Kofferpacken"

Stellen Sie einen kleinen „Reisekoffer" geöffnet in die Mitte des Raumes. Es kann stattdessen symbolisch eine Schüssel oder ein Korb verwendet werden. (Psychologisch ungeschickt ist einen Papierkorb zu benutzen, denn dann liegt die Assoziation zu „Müll" sehr nahe.) Fordern Sie die Patienten auf, zu überlegen, was ihnen in dieser

Gruppe wichtig war und was sie gerne mit „auf die Reise" nehmen möchten. Das sollen sie mit wenigen Worten aufschreiben und in den Koffer legen. Diese Informationen sind für Sie als Gruppenleitung wichtig, um den Erfolg und das Gesamtergebnis beurteilen zu können.

4.3.5 Feedback

Ein bedeutender Teil der Beendigungsphase ist das Feedback (Rückmeldung). Ein Feedback erhält der Mensch seit seiner Geburt: Es beeinflusst sein Verhalten und die Entwicklung seiner Fähigkeiten, es formt sein Selbstbild und seinen Selbstwert. „Zentrales Symbolsystem zur Vermittlung von Werten und Normen ist die Sprache, die untrennbar mit der Kultur (...einer Institution, Anmerkung der Autorinnen) verbunden ist. (...) Sprache ist Träger der Kultur und ermöglicht die Entwicklung konsistenter und stabiler Beziehungen zwischen Individuen." (Steinbrucker 2000 S. 55)

Ohne Rückmeldungen hätten alle Anstrengungen, die die Patienten in den Gruppen unternehmen wenig Sinn. Die meisten Patientengruppen sind darauf ausgerichtet, soziale Fähigkeiten zu trainieren oder neu zu erlernen. Dazu gehört auch die Fähigkeit, konstruktive Rückmeldung zu geben und anzunehmen und so im Umgang mit Anderen wieder sicher zu werden (z. B. Meckerrunde).

Ein bedeutender Teil ist die **Rückmeldung der Patienten an die Gruppenleitung**. Patienten werden aufgefordert, ihre Ansicht und ihre Gefühle zum Gruppengeschehen zu äußern: *„Ihre Meinung ist mir wichtig..."*, dies bedeutet eine Wertschätzung dem Patienten gegenüber. Werden die Teilnehmer nicht nach ihren Standpunkten gefragt, scheinen sie für die Gruppenleitung nicht interessant zu sein – das kommt einer Geringschätzung gleich. Ziel der pflegerischen Interventionen ist, die Selbstkompetenz bei den Patienten zu reaktivieren und sie nicht zu unkritischen „Jasagern" werden zu lassen (s. a. Kap. 4.3.4).

Die **Gruppenleitung** sollte in ihrer Rückmeldung die Anstrengungen der Patienten lobend erwähnen. Beispiel: Für den einen Patienten kann es außerordentlich anstrengend gewesen sein, im Verlauf einer Presserunde zu versuchen, den Inhalt eines aktuellen Artikels frei wiederzugeben. Diese Leistung muss in der Rückmeldung am Ende dieser Presserunde gewürdigt werden. Dabei wird nicht der Erfolg oder Misserfolg der erbrachten Leistung zurückgemeldet, sondern die Beteiligung am Thema und die Steigerung der Fähigkeiten (vgl. Kap. 2.3.1).

Die Rückmeldung der Gruppenleitung kann aber auch in Form von Kritik geschehen. Wenn die Patienten etwas über ihr Handeln und Verhalten lernen sollen, sind sie auch auf kritische Informationen angewiesen – denn ohne Rückmeldung ist Lernen nicht möglich (Kap. 2.3.1.3).

Auch die Patienten untereinander können sich ein Feedback geben, wobei dies nicht für jede Gruppe sinnvoll ist. Hier muss die Gruppenleiterin jeweils entscheiden, wann es hilfreich sein kann.

Lob und Kritik gelten als direkte Formen von Rückmeldung – sie geschehen verbal, zeitnah, persönlich und drücken eine entsprechende Wertschätzung aus. Indirekte Rückmeldungen können sein:

- **Schweigen**, keine Antwort ist auch eine Antwort
- **Mimik**, eine Bewegung der Mundwinkel kann Bestätigung oder Geringschätzung bedeuten
- **Geste**, kann ermutigend oder abweisend sein.

Diese nonverbalen Nachrichten sind nicht eindeutig und können missverstanden werden; sie enthalten eher Bewertungen und keine genauen Beschreibungen. Für ein bewusstes und geplantes Lernen sind vor allem klare, konkrete und eindeutige Rückmeldungen geeignet. Ebenfalls muss auch Kritik sachlich und nachvollziehbar sein. Sie ist dann stimmig, wenn

- die eigenen Normen nicht als absolut angesehen werden,
- eine wertschätzende Haltung mitgeteilt wird,
- glaubwürdig Positives vorhanden ist.

Feedback dient ebenfalls dem Bedürfnis der Patienten nach Orientierung. Oft genug wird durch fehlende Rückmeldung Verwirrung und Unsicherheit bei den Patienten hervorgerufen:

„Wie meint sie das?"
„Wie findet sie mich wohl?"

Die Wirksamkeit einer Rückmeldung hängt stark von dem Vertrauen ab, das die Patienten in die Gruppenleitung setzen. Bei der Gruppenleitung erfolgt immer eine Bewertung – bewusst oder unbewusst. Die Fähigkeit und Sicherheit, diese Bewertung auch angemessen zu äußern, ist ein wichtiges Ziel in der Betreuung psychisch kranker Menschen.

Je mehr es bei der Patientenbewertung um die Anerkennung deren Leistungsverhalten und Lernfortschritte geht, desto weniger dürfte sie für die Patienten ein Problem sein: Die Gruppenleitung muss darauf achten, dass alle gleichermaßen ihre Anerkennung erhalten. Ihre genaue Planungsarbeit mit einer klaren Zielsetzung erleichtert die präzise Rückmeldung an die Patienten und die Beurteilung des Gruppengeschehens (s. Kap. 2.4.5).

5 Rolle der Gruppenleitung

Die Rolle der Krankenschwester als Gruppenleiterin ist eine andere als die traditionelle Rolle innerhalb des Pflegeteams (gleichberechtigtes Mitglied). Beide Positionen verlangen eine klare Abgrenzung vom jeweiligen Aufgabenfeld (Tab. 5.1).

Für viele Pflegekräfte ist die Rolle der Gruppenleitung ungewohnt: Sie müssen sich von der Helferrolle lösen, und das fällt sowohl sehr jungen Kolleginnen als auch älteren erfahrenen Kolleginnen, die die traditionelle Rolle stark verinnerlicht haben, schwer. Der pflegerische Auftrag in der Psychiatrie liegt auch im edukativen Bereich

Tab. 5.1 Rollendivergenz

Allgemeine Pflegetätigkeiten	Erweiterte Anforderungen als Gruppenleitung
Individuelle Pflegemaßnahmen (Handlungen) an einem Patienten	Freies Sprechen vor einer größeren Anzahl von Patienten (Gruppe)
Zweierbeziehung/Patient – Pflegeperson	Sich der öffentlicher Beachtung aussetzen; Alleine der Gruppe gegenüberstehen
Individuelle Beratungsarbeit	Sich vielfältigen Erwartungen an Expertenwissen ausgesetzt sehen; Edukation/Lehren
Pflegerisch medizinische Techniken ausführen	Moderationstechniken kennen und anwenden
Allgemeiner personenbezogener Umgang im Stationsalltag, teilweise zufällige Interaktion	Bewusster Umgang mit Gruppendynamik in einem begrenzten Zeitrahmen; Interaktion gezielt steuern
Individuelle Hilfen, unterstützen, begleiten	Gemeinschaft zusammenführen; Partizipation unterstützen
Probleme des Einzelnen stehen im Vordergrund	Ziele der Gruppe im Vordergrund

– das ist noch nicht ausreichend in das Berufsverständnis der Pflegenden eingedrungen.

„Wenn Schwestern und Pfleger es gelernt haben, den Freiheits- und Entscheidungsspielraum der Patienten zu respektieren, werden sie eine größere Befriedigung darin finden, mit den Patienten zu arbeiten, ihnen beizustehen und sie zu stützen, als nach einem traditionellem Verständnis wie Mütter oder Väter mit Milde oder Strenge für das gesamte körperliche und geistige Wohl ihrer Kranken in der Verantwortung zu stehen." (Kayser et al. 1981)

Die traditionelle Rolle ist den meisten Pflegepersonen in der Psychiatrie vertraut, pflegerisch-therapeutische Inhalte einer Gruppe zu vermitteln, stellt sie dagegen vor eine neue Herausforderung und verlangt ein neues Berufs- und Pflegeverständnis.

Gruppen zu leiten und kranke Menschen zu führen, ist uns nicht angeboren, kann aber erlernt werden. Allerdings wird die Psychiatrische Pflege in der Ausbildung zur Krankenschwester als Nebenfach geführt. So erklärt sich vielleicht, dass die Aufnahme einer Beziehung zu psychisch kranken Menschen erst gelernt und eingeübt werden muss.

Vertrauen fördern, Beziehungen herstellen, Alltagskompetenzen einüben und trainieren, sich darum kümmern, dass die Regeln und Normen der Institution eingehalten werden – all das verlangt eine hohe Rollenflexibilität. In der Tabelle 5.2 sind Aussagen aufgelistet, mit denen sich eine Gruppenleitung selbst einschätzen kann.

5.1 Rollenverständnis

Engagement, Berufsverständnis, Einstellung gegenüber psychisch Kranken, persönliche Wertvorstellungen und die innere Haltung (Menschenbild) einer Gruppenleitung bestimmen das Klima und den Lernerfolg für die Patienten. Ganz wichtig ist auch die Wirkung der Gruppenleitung auf die Teilnehmer und deren Verhalten: Von deren Verhältnis zueinander hängt das Gelingen bzw. Misslingen einer Gruppe ab.

Die Patienten in einer Gruppe sind leicht verletzbar und sensibel für Stimmungen, Gesagtes und nonverbale Handlungen. Sie werden von der individuellen psychosozialen Realität beeinflusst. Beziehungsmuster und Emotionen spielen hier eine wesentliche Rolle und müssen berücksichtigt werden. Die Gruppenleitung hält die Regeln und Normen aufrecht, die für die Beziehungen zwischen den Patienten grundlegend sind.

Tab. 5.2 Selbsteinschätzung

Bin ich den Aufgaben einer Gruppenleiterin gewachsen?	Trifft zu	Trifft bedingt zu	Trifft nicht zu
Ich kann aktiv zuhören			
Ich scheue mich nicht, schwierige Themen anzusprechen			
Ich kann Probleme erkennen und zu Lösungen führen			
Ich kann in verständlicher Sprache sprechen			
Ich kann meine Zeit gut einteilen			
Ich halte mich für geschickt im Umgang mit Menschen			
Ich kann ermutigen und bestätigen			
Ich kann gut organisieren und verwalten			
Ich kann die Ziele der Gruppe klar definieren			
Ich kann eine offene Gesprächsatmosphäre schaffen			
Ich habe beraterische Fähigkeiten			
Ich weiß, wann ich an meine Grenzen komme und hole mir Unterstützung			
Ich bin offen für neue Wege und Ideen			
Ich kann neuen Patienten helfen, sich in die Gruppe zu integrieren			
Ich bin vertraut mit Gruppenprozessen			
Ich erkenne Probleme sowie Überforderung/Unterforderung bei Patienten			
Ich erkenne Ressourcen wie Begabungen und Talente			
Ich bin mir meiner Schwächen und Stärken bewusst und kann sie benennen			

Soziale Kompetenz
Der Umgang mit kranken Menschen stellt in der Psychiatrie besondere Anforderungen an die soziale Kompetenz der Pflegenden. Sie ist die Schlüsselqualifikation, da das berufliche Handeln der Pflegeperson immer im Kontext mit den Patienten und den Kollegen steht.

Wann ist eine Pflegeperson sozial kompetent?

Wird jemand für sozial qualifiziert angesehen, werden eine Reihe von Eigenschaften und Fähigkeiten vorausgesetzt. Das Wort „sozial" bedeutet zunächst, dass Menschen aufeinander angewiesen sind und gesellschaftliche Regeln und Normen einhalten müssen, um miteinander auszukommen. Als „asozial" werden Menschen bezeichnet, die sich nicht an diese Normen halten und „rücksichtslos" anderen gegenüber sind.

Im Verlauf seiner Entwicklung lernt der Mensch bestimmte Fähigkeiten, sich anderen gegenüber angemessen zu verhalten. Die Rolle einer Gruppenleitung setzt sehr markante Fertigkeiten voraus, die die Pflegeperson im Verlauf ihres Berufslebens im Umgang mit psychisch kranken Menschen erlernt und ausprägt. Eine dieser Fähigkeiten ist **zu fühlen**. Emotionen sind in einer Kommunikation stets vorhanden und beeinflussen die Qualität einer Begegnung zwischen zwei Individuen. Eine Gruppenleitung muss sich dessen bewusst sein und aufkommende Emotionen zurückzuhalten, auch wenn sie stark verletzt wurde. Hier ist nicht reagieren, sondern reflektieren angesagt: *„Warum wurde ich verletzt, wo war mein Anteil an dieser Situation?"*

5.2 Führungsstile

Kurt Lewin gilt als Begründer der Gruppendynamik; für ihn ist es besonders wichtig, solche Leiter auszubilden, „(...) die selbst durch einen Gruppenprozess mit freiheitlicher Atmosphäre hindurchgegangen sind, die mit Macht ausgestattet werden und in der Lage sein müssen, sie verantwortlich auszuüben." (Lewin 1953 S. 69)

Eine Gruppe leitet sich nicht von selbst, sie braucht eine qualifizierte Person, die mit erzieherischem Fingerspitzengefühl die Gruppe lenkt. Die pflegerische Gruppenleitung will helfen, die Interaktion des Gruppenprozesses zu verbessern und in den Gruppen positive Verhaltensweisen und bejahendes Erleben zu ermöglichen. Dafür muss die Gruppenleitung ihre Führungsrolle bewusst wahrnehmen und sich eindeutiger „Führungsinstrumente" bedienen. Diese Instrumente helfen ihr, während der Gruppenarbeit authentisch zu bleiben und die Teilnehmer nicht zu verlieren.

Methoden der Führung sind im Management von Unternehmen als Führungsstile bekannt. Wenn hier von Führungsstil die Rede ist, so bezieht sich dies auf menschenbezogenes Führen. „(...) führen (man beachte die Verbform) ist primär ein Vorgang, eine bestimmte Qualität von Beziehungen, ein zwischenmenschlicher Prozess." (Toundeur 1997 S. 85) Lewin beschreibt in seinen sozialpsychologischen Studien die klassischen Führungsstile (Tab. 5.3).

Die Rolle der Führung kann sich auch aus der Gruppe selbst entwickeln, das beschreibt der Schweizer Otto Marmet, Professor für Psychologie, Pädagogik und Soziologie (1999). Er betont, dass dies hilfreich ist, Ziele zu verwirklichen und den Gruppenzusammenhalt zu fördern. Das heißt: Führungsfunktionen können von verschiedenen Gruppenmitgliedern abwechselnd übernommen werden.

„Führung wird breiter verstanden als Gruppenleitung. Führung geschieht überall, wo einzelne Mitglieder in der Gruppe einer von ihnen gewünschten oder angezielten Richtung beeinflussen, wo Teilnehmer Initiative übernehmen, Motor sind, Richtung angeben, dazu anregen oder aufrufen, etwas bestimmtes zu tun oder zu unterlassen. In einer Gruppe, in der die Mitglieder keine Führung übernehmen, herrscht Bewegungslosigkeit und Stillstand. So verstanden ist Führung eine notwendige Funktion der Gruppe im Sinne einer bewussten gegenseitigen Einflussnahme, die sich bezieht auf Programme, Gefühle, Verhalten, Denken und Wertvorstellungen. Jedes Gruppenmitglied kann also Führung übernehmen." (Klein 1995)

Die Pflegeperson ist interessiert, die Patienten darin zu unterstützen, dass sie so weit wie möglich wieder selbstständig und selbstbestimmend werden. Beharrt aber eine Pflegekraft zu dominant auf ihrem Führungsanspruch, besteht die Gefahr, dass sich beim Patienten die Bereitschaft zur Eigenverantwortung nicht entfalten wird.

„Macht" abgeben – das bedeutet für viele, Prestige zu verlieren oder unsicher zu werden und vor Unabsehbarem Angst zu haben. Die Pflegeperson reagiert dann oft streng und verfällt damit in einen autoritären Stil der Gruppenleitung.

5.2.1 Der autoritäre Führungsstil

Bei diesem Führungsstil haben die Gruppenteilnehmer kaum einen Spielraum für Kreativität und Mitentscheidung. Allerdings hat diese Form der Führung in bestimmten Situationen absolut ihre Berechtigung. Das soll ein Vergleich deutlich machen:

Eine Gruppe von Bergsteigern macht mit einem Bergführer eine Klettertour. An einer gefährlichen und heiklen Stelle wollen die Teilnehmer den Anweisungen des Bergführers nicht folgen. Was geschieht? Es wird erst diskutiert, bevor die Gruppe zu einer Entscheidung kommt, was unter Umständen lebensbedrohliche Folgen haben

Tab. 5.3 Führungsstile nach Lewin

Autoritärer Führungsstil	Demokratischer Führungsstil	Laisser-faire-Führungsstil
1. Alle Handlungen wurden vom Gruppenleiter bestimmt.	1. Alle Handlungen wurden von der Gruppe diskutiert und entschieden, wobei der Leiter ermutigte und unterstützte.	1. Vollständige Freiheit für die Entscheidungen der Gruppe wie der einzelnen Mitglieder, ohne Beteiligung des Leiters.
2. Techniken und Handlungsschritte wurden von der Autorität sukzessive vorgegeben, so dass zukünftige Schritte in großem Maße unsicher blieben.	2. Die Handlungsperspektive wurde in der ersten Diskussionsrunde gewonnen. Allgemeine Schritte auf das Gruppenziel hin wurden skizziert und dort, wo technischer Rat benötigt wurde, schlug der Leiter zwei oder drei Alternativen zur Auswahl vor.	2. Der Leiter stellte verschiedene Arbeitsmaterialien zur Verfügung und formulierte seine Bereitschaft, auf Anfrage weitere Informationen zu geben.
3. Gewöhnlich schrieb der Leiter die einzelnen Arbeitsaufgaben und die Zusammensetzung der Arbeitsgruppen vor.	3. Die Mitglieder konnten sich aussuchen, mit wem sie arbeiten wollten, und die Aufteilung von Aufgaben wurde der Gruppe überlassen.	3. Vollständige Abstinenz des Leiters bei Gruppenaktivitäten.
4. Der Leiter war „persönlich" bei Lob und Tadel eines jeden Gruppenmitgliedes, enthielt sich aber jeder Form der aktiven Teilnahme an der Gruppe, außer bei Arbeitsdemonstrationen. Er war eher freundlich oder unpersönlich als offen feindselig.	4. Bei der Verteilung von Lob und Tadel war der Leiter „objektiv" und „sachorientiert" und versuchte, ein gewöhnliches Gruppenmitglied zu sein und nicht zu viele Aufgaben zu übernehmen.	4. Nur ganz wenige Bemerkungen über Aktivitäten der Mitglieder, außer bei Rückfragen, und keine Versuche, am Lauf der Ereignisse teilzunehmen oder einzugreifen.

könnte. Hier muss der Bergführer seine Verantwortung für die Gruppe wahrnehmen und „autoritär" die nächsten Schritte entscheiden, um die Gruppe sicher ans Ziel zu bringen.

Entscheidungen und Anordnungen einer Führungskraft wirken häufig einengend und werden als unflexibel, undemokratisch und disziplinarisch erlebt. Sie sind jedoch in vielen Situationen berechtigt, damit Entgleisungen, Verstöße oder Ungerechtigkeiten verhindert werden.

Auch in pflegetherapeutischen Gruppen kann in vielen Fällen nicht auf eine strenge Leitung verzichtet werden. Es muss jedoch immer wieder neu abgeklärt werden, welche Patienten mit welchen psychiatrischen Störungen an der Gruppe teilnehmen und zu welchem Zweck die Gruppe durchgeführt wird. Davon hängt es ab, welche didaktischen und pädagogischen Instrumente und was für eine Art der Führung die Gruppenleiterin wählt.

5.2.2 Der Laisser-faire-Stil

Beim Laisser-faire-Stil besteht die vollständige Entscheidungsfreiheit der Gruppe sowie der einzelnen Mitglieder; die Leiterin bleibt weitestgehend unbeteiligt. Dieser Stil ist somit das krasse Gegenteil zur autoritären Führung.

„Der „Laisser-faire-Stil" zeichnet sich aus durch Passivität und Nachgiebigkeit des Gruppenleiters und führt letztlich zu einer Verwahrlosung und Auflösung der Gruppe, da emotionale und triebhafte Tendenzen dominieren und die Gruppenmitglieder beginnen, miteinander zu rivalisieren, Cliquen zu bilden und sich gegenseitig zu terrorisieren." (Krüger/Veltin/Zumpe 1981 S. 184)

Trotz dieser negativen Sichtweise von Krüger bietet der Laisser-faire-Stil die größtmögliche Chance für die individuelle Entwicklung und Entscheidung. Die Gruppenmitglieder müssen aber ein hohes Maß an sozialen und kommunikativen Fähigkeiten mitbringen – das muss ein psychisch Kranker in der Regel erst durch gezieltes Training wieder erwerben.

5.2.3 Der demokratische Führungsstil

Kurt Lewin hat sich mit der Gruppendynamik im menschlichen Verhalten wissenschaftlich beschäftigt. Zum einen verhält sich eine Gruppe nicht unbedingt von selbst demokratisch, zum anderen braucht sie eine Leitung – dies begründet Lewin mit seinen experimentellen Untersuchungen des Gruppenlebens. Er ist davon überzeugt, dass Gruppen geführt werden müssen und bevorzugt einen demokratischen Führungsstil.

„Es ist eine Täuschung, anzunehmen, dass Menschen, überlässt man sie sich selbst, in ihrem Gruppenleben einer demokratischen Linie folgen. Eine solche Annahme träfe nicht einmal für solche Menschen zu, die in einer demokratischen Gemeinschaft leben." (Lewin 1953 S. 69)

In einer demokratisch geführten Gruppe gehen die Teilnehmer miteinander kooperativ und fair um und versuchen ihre Ziele übereinstimmend zu erreichen. Dieser Stil erlaubt den teilnehmenden Patienten, sich innerhalb der Gruppe zu entfalten und entsprechend einzubringen. Sie fühlen sich ernst genommen, da sie als Partner und nicht nur als „Delegationsempfänger" behandelt werden.

Zusammenfassung
Eine demokratische Führung der Gruppenleitung motiviert im Allgemeinen die Patienten, Eigenleistung zu bringen. Bei einer streng autoritär geleiteten Gruppe bleiben die Teilnehmer dagegen eher passiv und unsicher. Oftmals reagieren die Teilnehmer aggressiv, weil die Gruppenleitung als einschränkende Macht erlebt wird und scheinbar „bekämpft" werden muss.

Eine Laisser-faire-Leitung scheint in psychiatrischen Patientengruppen in vielen Fällen eher unangemessen. Der Umgang mit viel Freiraum, wenig Struktur, weitgestecktem Rahmen und wenigen Vorgaben muss von den Gruppenteilnehmern zuvor trainiert werden.

Psychisch kranke Menschen brauchen zum einen Respekt gegenüber ihrer Person, zum anderen klare Vorgaben und Strukturen, an denen sie sich orientieren und sich sozial verhalten können. Daher erleben wir in der Praxis fast immer eine Mischform verschiedener Führungsstile.

5.3 Rolle des Teams

Ein Beruf, der mit anderen Menschen ausgeübt wird, geschieht meistens in Gruppen oder Teams. Soll die Arbeit mit psychisch kranken Menschen den Genesungsverlauf fortführen, dann ist die enge Zusammenarbeit und gegenseitige Anerkennung innerhalb der therapeutischen Gemeinschaft eine Voraussetzung (Abb. 5.1). Die Behandlung psychiatrischer Patienten kann nicht rein arbeitsteilig erfolgen.

In einem therapeutischen Team üben verschiedene Berufsgruppen einen Einfluss auf den Patienten aus, der kontinuierlich evaluiert wird und weitere Therapieschritte veranlasst. Das geschieht auf der Grundlage gemeinsamer Informationsverarbeitung (Kap. 2.5). Die verschiedenen Berufsgruppen, einschließlich der Pflege, arbeiten bei

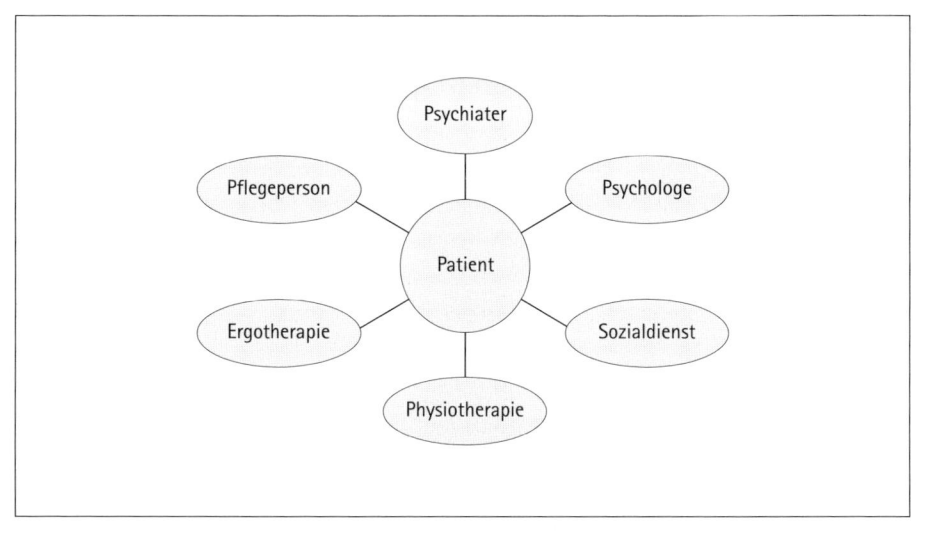

Abb. 5.1 Das Therapeutische Team

der Diagnostik, Therapieplanung und -durchführung zusammen – das ist die Voraussetzung für eine moderne psychiatrische Betreuung.

„Das Team ist ein Zusammenschluss von Menschen unterschiedlicher Fähigkeiten und beruflicher Ausbildung und der gemeinsamen Aufgabe der Therapie psychisch Kranker. Teamarbeit kann eine zweckmäßige Arbeitsform sein, in der sich einerseits Wissens- und Informationsaustausch nach durchschaubaren und standardisierten Regeln gestalten lassen, in der andererseits Formen des Miteinander-Umgehens und Zusammenarbeitens insofern Therapiehilfen bieten können, als sie psychosozial Gestörten Modelle eines sozialen Lebens zu vermitteln vermögen. Alles was über diese Bestimmung hinaus dem Team und der Teamarbeit zugeschrieben wird, ist ständiger kritischer Reflexion bedürftig. Rationale Absprache, freie Information, permanente Verständigung über Arbeitsziele, Anerkennung unterschiedliche Kompetenzen, aber auch der von der Institution vorgegebenen Verantwortungs- und Machtverhältnisse sind Voraussetzungen." (Kayser et al. 1981)

Der Erfolg eines therapeutischen Teams ist nicht allein von der Qualität der Zusammenarbeit abhängig, sondern auch von den Einflüssen aller Bereiche, die den Patienten in seinem privaten und krankheitsbezogenen Umfeld berühren (Abb. 5.2). Die Beschäftigung mit dem Umfeld des Patienten gehört zum Therapiekonzept einer fortschrittlichen Psychiatrie und muss im Therapieplan als Ressource einfließen.

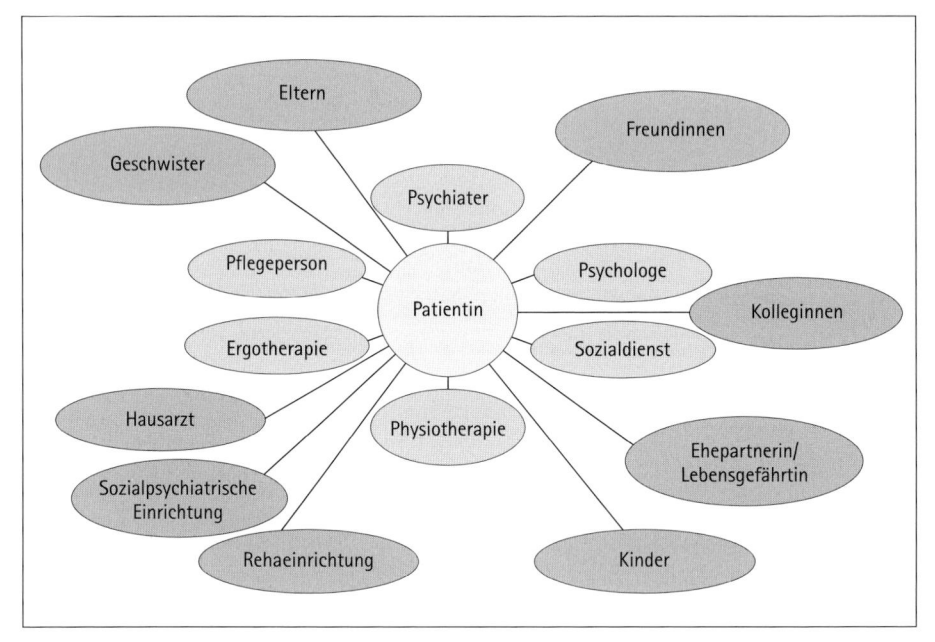

Abb. 5.2 Das Therapeutische Team und angrenzende Bereiche

Konflikte in der Zusammenarbeit

Noch immer ist die Meinung anzutreffen, dass pflegerisch geführte Patientengruppen eher als Freizeitangebot gelten. Aber auch eine sinnvolle Freizeitgestaltung hat therapeutische Wirkung – dies wird von Pflegepersonen oft als zu geringfügig betrachtet und bekommt nicht die nötige Anerkennung innerhalb des therapeutischen Teams. Es ist bedauerlich, dass die eigene Arbeit oft so wenig wertgeschätzt wird. Dadurch wird die Gruppenarbeit innerhalb des Pflegeteams relativ wenig unterstützt. Identifikationskrisen können die Folge sein, wenn Pflegende untereinander den Wert ihrer Arbeit zu gering einschätzen. Damit besteht die Gefahr, die traditionelle Form der Klinik-Hierarchie zu unterstützen.

In den herkömmlichen kustodialen Systemen psychiatrischer Einrichtungen bekommt die Pflege häufig nicht die gleiche Anerkennung wie die anderen Berufsgruppen des therapeutischen Teams. Auch wenn die Pflege nicht in offener Konkurrenz zu den anderen Berufsgruppen steht, so ist doch der Einfluss unterschiedlich verteilt.

Wenn die Pflegenden ihre Kompetenz bezogen auf die Gruppenleitung nach außen darstellen, dann verändert sich das Bewusstsein der Mitglieder der therapeutischen Gemeinschaft: Die Pflegenden erhalten eine differenziertere Anerkennung ihrer Kompetenz.

Für manche therapeutischen Mitarbeiter ist es noch keineswegs selbstverständlich, dass Pflege mehr ist als nur ein „medizinischer Hilfsberuf" – das führt nicht selten zu Rivalitätskonflikten. Ein ganzheitlicher Therapieansatz in einer therapeutischen Gemeinschaft wird zwar stark propagiert, doch bei genauerem Hinsehen zeigt sich, dass „Machtmonopole" deutlich verteilt sind. „(...) Interaktionsprobleme bei der Verwirklichung integrativer Therapiemodelle erheben sich dann zwangsläufig, weil man übersieht, dass die Angehörigen der beteiligten Berufsgruppen untereinander verschieden sind nach Status, Schichtzugehörigkeit und Ausbildung." (Kayser et al. 1981)

5.4 Rolle des Patienten und seiner Angehörigen

In den letzten Jahrzehnten ist in das traditionelle kustodiale System mit seiner Dominanz und dem Allmachtsanspruch der Ärzte Bewegung gekommen, wodurch auch der psychisch Kranke in seiner Rolle als Patient einen anderen Stellenwert bekommen hat. Mit der Entwicklung in der Psychiatrie hat sich auch das Denken und Verhalten der Patienten verändert (Tab. 5.4). Sie organisieren sich in Selbsthilfegruppen und wehren sich aktiv gegen Stigmatisierung und gesellschaftliche Benachteiligung. „Die Selbsthilfe hat erkannt, dass man sich als psychisch Kranker nicht einfach behandeln lassen kann, sondern selbst verstehen und mitarbeiten muss." (Wörreshofer 2001) Der Pa-

Tab. 5.4 Die Rolle des Patienten

Patient früher	Patient heute
- Patient steht auf der untersten Stufe der hierarchischen Pyramide; Entpflichtung von sozialer Verantwortung - Isolierung, Passivierung und Infantilisierung - Patient als fremdbestimmtes Behandlungsobjekt	- Maximale Mitverantwortung im therapeutischen Prozess - Nur kurzfristige Möglichkeit zur Regression - Maximale Ausschöpfung des Kontakts und Kommunikationspotentials (...) - Maximale Offenheit gegenüber sozialen Primär- und Sekundärgruppen - Im Gruppengeschehen werden Patienten zu gegenseitigen Therapeuten - In Zusammenarbeit mit dem therapeutischen Team weitgehend selbstbestimmt

Tab. 5.5 Die Rolle der Angehörigen

Angehörige früher	Angehörige heute
Ausgeschlossen aus dem therapeutischen Prozess Wenig Mitsprache Weisungsempfänger „Mitschuldig" an der Erkrankung ihrer Angehörigen (Expressed Emotion) Eingeschränktes Besuchsrecht	Bestandteil des erweiterten therapeutischen Teams Haben Erfahrung und Fachkompetenz Sind aktiv im Bereich Nachsorge Öffentlichkeitsarbeit mit Psychiatrie-Erfahrenen und als Vertreter Ihrer Interessen Installieren Hilfe zur Selbsthilfe (Bundesverband der Angehörigen Psychisch Kranker e.V. Bonn) Bindeglied zwischen Umfeld und Stationsalltag

tient ist als ein Experte seiner Krankheit anzusehen: Seine Erfolge und Misserfolge, seine Krise zu bewältigen, fließen in den therapeutischen Prozess mit ein.

Während des Klinikaufenthaltes dreht sich zwar alles um den Patienten mit seinen Emotionen und defizitären Gefühlen; er ist aber auch Bürger und damit Teil der demokratischen Öffentlichkeit mit dem Recht, seine Menschenwürde zu wahren.

Im Zusammenleben in der Stationsgemeinschaft wird von ihm Autonomie und Mitverantwortung gefordert. Beispielsweise erwartet man von ihm, dass er seine Tagesstruktur mitgestaltet und einhält. Der Patient wird von Anfang an beteiligt und zu Eigenleistung aktiviert; in psychoedukativen Gruppen lernt er seine Erkrankung zu bewältigen und mit ihr umzugehen.

Unterstützt durch Angehörige und deren Initiativen (Tab. 5.5) wird die Aufgabe, psychische Krankheiten zu lindern, immer mehr als ein gesellschaftlicher Auftrag verstanden. Der Anspruch der Patienten nach qualifizierter und professioneller Betreuung wird lauter und drängender. Sie stehen zwar oft noch immer im „Dunkel der Institution", doch verlangen sie zur Bewältigung ihrer Krankheit nach Möglichkeiten zu Arbeit und Beschäftigung. „Dem psychisch Kranken, der keine Arbeit hat, steht eine dreifache Verelendung bevor: eine materielle, einer seiner Fähigkeiten und menschlichen Bezüge." (Straub 2001)

Einsprechend hat sich die Rolle der Pflege verändert: Sie muss mit der Ausweitung ihrer therapeutischen Kompetenz den gewachsenen Ansprüchen von Patienten und Angehörigen gerecht werden.

6 Der Weg zur Meisterschaft

6.1 Leitungskompetenz

Die Begriffe Prozessbegleitung, Praxisanleiterin, Mentorin, Trainerin, Beraterin werden im folgenden Text abwechselnd benutzt. Dabei wird ihre Bedeutung nicht weiter unterschieden, da in der Fachöffentlichkeit noch keine, den Autorinnen bekannte klare Abgrenzung dieser Tätigkeit vorgenommen wurde. Krankenschwestern, die diese Tätigkeit ausüben, verfügen in der Regel über eine entsprechende zusätzliche Ausbildung.

Für die psychiatrisch unerfahrene Krankenschwester bedeutet die Leitung von Gruppen eine große Herausforderung. Sie muss sich innerhalb der Gruppe individuell mit den einzelnen Patienten und deren momentaner Krise empathisch auseinandersetzen. Patienten verschiedener Herkunft und Geschlecht, gemischter Altersstruktur und aus unterschiedlichen sozialen Prozessen werden bei der Arbeit in Gruppen mehr oder weniger unfreiwillig zusammengeführt. Das widerspricht in der Regel ihren üblichen Erfahrungen außerhalb der Versorgungseinrichtung. Diese Tatsache verlangt von einer Gruppenleitung, sich intensiv, sensibel und reflektiert mit dem zu beschäftigen, was zwischen ihr und der Gruppe geschieht. Sie kann hier auf andere Widerstände stoßen als in alltäglichen Gruppen (Sportgruppe, Parteigruppen).

Pflegekräfte, die ohne vorherige Erfahrungen in der psychiatrischen Pflege in eine psychiatrische Einrichtung kommen, gelten als fortgeschrittene Anfängerinnen und befinden sich zwischen der Stufe 2 und 3 des Modells von Dreyfuß-Benner bezogen auf die Pflege psychiatrischer Patienten (Benner 1994). Bei den ersten Versuchen, eine Patientengruppe zu leiten, sind die Pflegekräfte oft angespannt und unsicher, trotz guter Fachkenntnisse:

„Ich habe Angst, den Faden zu verlieren."
„Ich bin verunsichert, wenn so viele Augenpaare auf mich gerichtet sind."
„Ich befürchte, auf Fragen keine befriedigende Antwort zu haben."
„Ich traue mir nicht zu, bei Auseinandersetzungen zwischen den Patienten korrigierend eingreifen zu können."
„Ich schaffe es nicht, den Zeitplan einzuhalten, weil ich jeden aussprechen lassen möchte."

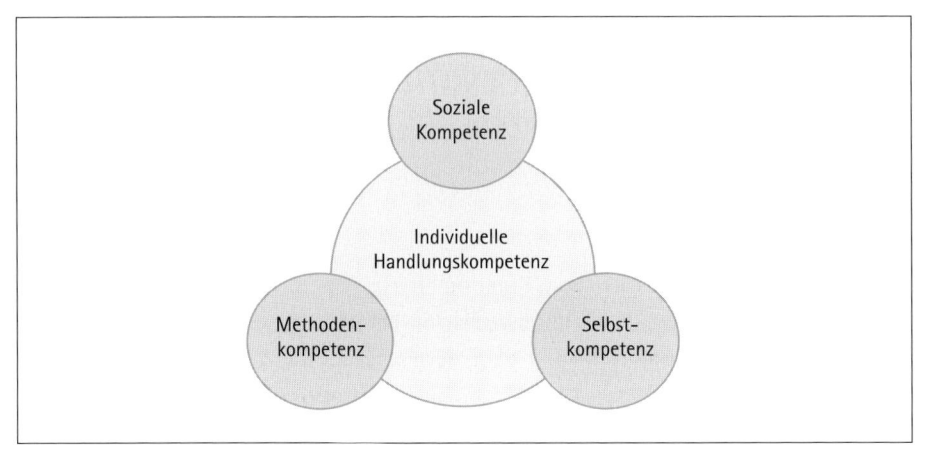

Abb. 6.1 Schlüsselqualifikationen der Gruppenleitung

„Ich habe das Gefühl, dass mich kaum jemand versteht, weil ich zu leise spreche."
„Es ist für mich nicht möglich, alle Patienten im Auge zu behalten, um später entsprechende Einträge in die Dokumentation zu machen!"

Es gibt unterschiedliche Ansichten darüber, was Leitungskompetenz in Gruppen ausmacht: Welche Qualifikationen muss eine Pflegeperson aufweisen, um eine Patientengruppe professionell zu führen? (Abb. 6.1)

- Sie ist flexibel, kommunikativ, kreativ und verfügt über eine ausgeprägte Menschenkenntnis.
- Sie ist stets mit Augen, „Bauch" und Verstand bei der Gruppe und begreift ihre Aufgabe als Koordinatorin.
- Sie kennt die Ausgangssituation, weiß wohin der Weg geht und worin das Ziel besteht.

Hier kommt es darauf an, jedem teilnehmenden Patienten das Gefühl zu geben, ein wichtiger Teil der Gruppe zu sein. Eine behagliche, aktivierende und anerkennende Atmosphäre zu schaffen, die die Patienten zur engagierten Mitarbeit motiviert – das ist die Kunst. Damit vermittelt die Gruppenleitung den Patienten das Gefühl, willkommen zu sein und drückt ihre Wertschätzung ihnen gegenüber aus. Durch Reizfragen führt sie zu neuen Gedankengängen, baut auf den Beiträgen weiter auf, motiviert, die Dinge auch einmal anders zu betrachten und steuert die Gruppe in Richtung Erfolg bzw. Ergebnis. Das ist ihr Anteil am sozialen Lernprozess der Patienten:

- Sie muss Rückmeldung geben können, ob Weg und Methoden richtig waren
- Sie kann bewerten und dokumentieren

Leitungskompetenz

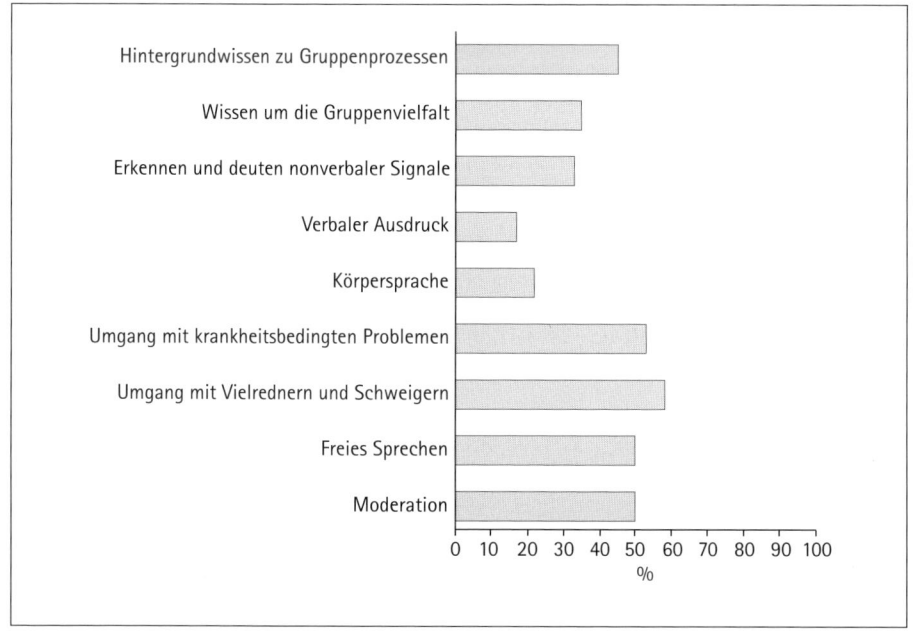

Abb. 6.2 Fortbildungsbedarf in der Leitung von Gruppen

- Sie beachtet die Einhaltung der Regeln
- Sie hält sich zurück
- Sie sorgt für Anregungen.

Die Patientengruppe in der Psychiatrie ist sowohl im positiven als auch im negativen Sinne eine repräsentative Kraft, die die Gruppenleitung pädagogisch beeinflussen kann und gibt damit eine Möglichkeit der Hilfeleistung zum sozialen Lernen.

Von einer Pflegeperson geleitete Patientengruppen verfolgen zwei wesentliche Ziele für die Patienten:
1. Alltagspraktische Fähigkeiten wieder zu erlangen
2. Beziehungen möglich machen.

6.1.1 Kompetenzerwerb

Sicherheit schafft Selbstvertrauen.
Aus der von den Autorinnen durchgeführten Umfrage (s. Kap. 2.1.2) geht hervor, bei welchen Kompetenzen einer Gruppenleitung der Bedarf an Fortbildungen abgedeckt werden muss (Mehrfachnennung war möglich) (Abb. 6.2).

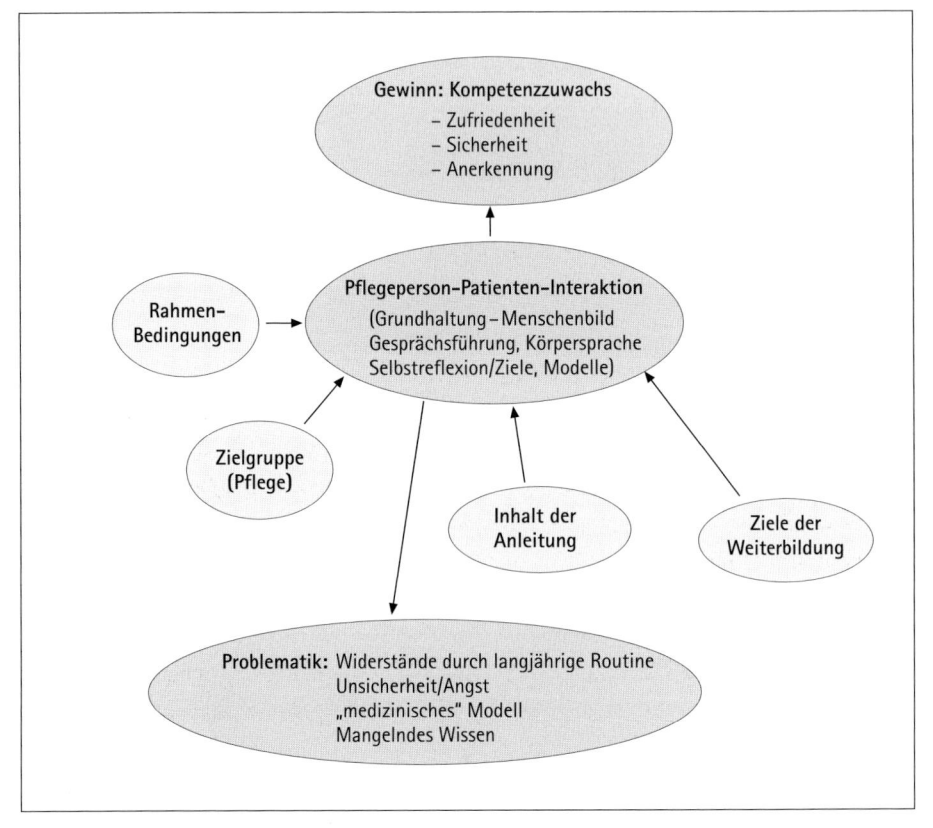

Abb. 6.3 Praktische Anleitung in der Fachweiterbildung für Psychiatrische Pflege, München

Unerfahrene Pflegekräfte in der Psychiatrie erkennen häufig nicht die therapeutische Bedeutung ihrer Arbeit. Auf der einen Seite fehlt ihnen das Instrument, pflegetherapeutische Erfolge zu bewirken, auf der anderen Seite fehlt es an Motivation, sich diese Instrumente durch gezielte Fortbildungen zu beschaffen.

Patientengruppen zu leiten ist eine anspruchsvolle und verantwortungsvolle Aufgabe, die anfangs mit viel Energieaufwand verbunden ist. Die Grundlage hierfür ist in jedem Fall eine ausgeprägte psychiatrische Fach- und Sachkenntnis, sowohl in medizinischer als auch in gruppentheoretischer Hinsicht. Jede Pflegekraft entscheidet für sich selbst, in wie weit sie die Fähigkeiten zur Gruppenleitung erlernt, Erfahrungen sammelt und dadurch sicherer und routinierter wird.

Heute gehört die Anleitung zur Durchführung einer Patientengruppe zum Standardrepertoire in der Fachweiterbildung (Abb. 6.3). Dabei ist natürlich aller Anfang schwer: Für viele Pflegekräfte scheint die Arbeit mit Patientengruppen in der Psychiatrie in keinem direkten Zusammenhang mit der psychiatrischen Krankenpflege zu stehen. Hier fehlt die Identifikation mit der Rolle der Gruppenleiterin. Um dies zu ändern, sollte die Krankenschwester jede Möglichkeit nutzen, Gruppen durchzuführen und den Ablauf im nachhinein zu reflektieren. Dabei ist die Methode des **Kollegiales Coaching** (Kap. 6.2.1) sehr hilfreich und überaus zu empfehlen.

Beim Einstieg in das Leiten von Gruppen entsteht häufig ein Rollenkonflikt, der als belastend erlebt wird – man wird aufgefordert etwas tun, das einem zunächst fremd ist. Was wird empfunden, wenn Menschen einer neuen Anforderung gegenüberstehen?

> Ein Beispiel: Wie könnte es Ihnen ergehen, wenn Sie als Rechtshänderin einen Apfel mit der linken Hand schälen sollten? Die Antworten sind vielfältig: Zunächst könnten sich Fluchtimpulse melden, weil man sich für ungeeignet hält, die Aufgabe zu bewältigen. Es könnte auch eine gewisse Neugierde aufkommen, mit der man die Aufgabe mutig angeht. Auch eine Angst vor Verletzung könnte auftreten und hinderlich sein, es sei denn, es besteht ein gewisses Maß an Risikofreude.
>
> In jedem Fall bedeutet die neue Aufgabe eine Überwindung und Anstrengung, wobei schnell die Frage auftaucht: Was soll das? Meistens ärgert man sich über die eigene Unbeholfenheit, man wird unsicher. Und natürlich blamiert sich niemand gern. Bleibt man dabei, bewirkt vielleicht die Beharrlichkeit den nötigen Ehrgeiz, die Aufgabe zu beenden. Auch ist die Versuchung groß, sich mit anderen zu vergleichen, die es scheinbar besser können. Manch einer schafft es, auf das eigene Gefühl zu setzen und sich einfach zu trauen. Manchmal entsteht sogar eine Solidarität mit schwächeren Kollegen, was zur gegenseitigen Unterstützung genutzt werden kann.
>
> Mit der Zeit wird man geschickter, das ersehnte Erfolgserlebnis stellt sich ein und der Kampf mit der Aufgabe wird schwächer. Die innere Ruhe und Souveränität schafft ein positives Selbstwertgefühl.

Die 5 Stufen zur Meisterschaft

Ein Modell des Kompetenzerwerbs wurde bereits 1982 von Dreyfus und Dreyfus entwickelt. „Diesem Modell zufolge durchläuft ein Lernender beim Erwerb und Vertiefen einer Fähigkeit fünf verschiedene Leistungsstufen: Neuling, fortgeschrittene Anfängerin/fortgeschrittener Anfänger, Kompetent, Erfahren, Expertenstufe. Drei grundlegende Aspekte der Leistungsfähigkeit verändern sich beim Durchlaufen der fünf Stufen. Zum einen vollzieht sich eine Veränderung weg vom Befolgen abstrakter Grundsätze hin zum paradigmatischen Rückgriff auf konkrete Erfahrungen. Zum anderen verändert sich die Wahrnehmung der situativen Erfordernisse durch den Lernenden: Er sieht die Situation immer weniger als eine Summe gleich wichtiger Einzelheiten und immer mehr als vollständiges Ganzes in dem nur bestimmte Teile wichtig sind. Der dritte Aspekt betrifft die Entwicklung vom unbeteiligten Beobachter zum engagierten Handelnden. Der Lernende beobachtet die Situation nicht mehr von außen, sondern steht nun in der Situation, ist direkt beteiligt." (Benner 1982)

In dem Modell „Die fünf Stufen zur Meisterschaft" beschreibt Benner wie Kompetenz in der Pflege erworben wird.

Stufe 1 (Ausbildung): Das Wissen orientiert sich an Theorie und vorgegebenen Lösungswegen und steht noch nicht in Bezug zu realen Situationen. Der Wunsch nach Professionalisierung entsteht mit zunehmender Berufserfahrung.

Stufe 2: Bei den fortgeschrittenen Anfängern ist schon etwas Wissen und Erfahrung vorhanden, jedoch besteht noch die Schwierigkeit, Wichtiges von Unwichtigem zu unterscheiden und Prioritäten zu setzen.

Stufe 3: Pflegepersonen haben zu Beginn ihrer Tätigkeit in der Psychiatrischen Klinik in der Regel keine Erfahrung auf dem Gebiet der Gruppenleitung.

Stufe 3
Hinreichend zuständig, fachkundig (Competent)
Pflegende auf dieser Stufe haben zwei bis drei Jahre Erfahrung in der Pflege von gleichartigen oder ähnlichen Patientensituationen, so beispielsweise mit krebskranken Kindern und ihren Familien oder mit Menschen, die an chronisch verlaufenden, schizophrenen Störungen leiden. Sie haben gelernt, mit Langzeitplänen zu arbeiten, welche wichtigen Aspekte für die Pflege dieser Patientengruppen beinhalten. Pflegepläne helfen, typische, momentane und zukünftige Entwicklungen der jeweiligen Situation vorauszusehen und so Wichtiges von Unwichtigem zu unterscheiden. Solche Pläne enthalten, wie wir alle wissen, Perspektiven, die durch bewusste, überlegte, analytische Abklärungen oder Erwägungen von bestehenden oder möglichen Problemen abgeleitet sind. Durch Planung wird die Effizienz und Organisation der Arbeit ermöglicht und oft auch erweitert. Allerdings fehlt es an Flexibilität und raschem Erfassen, wenn vom Plan abgewichen werden muss, wenn sich die Situation plötzlich verändert und eine Umstellung nötig wäre. Benner empfiehlt, dass sich diese Gruppe durch Planungsübungen komplexer Situationen sowie durch Entscheidungsübungen weiter entwickelt.

Quelle: Zeitschrift „Krankenpflege" 8/93 Dreyfus-Benner-Modell/A. Kesselring

Für die Gruppenleitung bedeutet das: Nach der Einarbeitung in die Alltagsroutine der Psychiatrischen Station und mit zunehmender Sicherheit im Umgang mit psychiatrisch Erkrankten, kann eine weitere schrittweise Einführung und gezielte Anleitung beginnen.

6.1.2 Kompetenzzuwachs

Das praktische Anlernen zur Leitung einer Gruppe geschieht teilweise im Rollenspiel im Unterricht der Fort- und Weiterbildung und/oder durch Kollegiales Coaching (Kap. 6.2.1). In einigen Institutionen geschieht die Praxisanleitung durch eine Lehrperson der Weiterbildungsstätte auf den Stationen. Hier ist das Ziel, die **Stufe 4** des Benner-Modells zu erreichen. Über Jahre hinweg wird das theoretische Wissen in praktisches Können umgewandelt.

> **Stufe 4**
> **Erfahren, geübt (Proficient)**
> Auf dieser Stufe geschieht ein qualitativer Sprung. Im Gegensatz zu den drei vorher gegangenen Stufen, nimmt die Pflegende jetzt ihr vertraute Situationen als eine Ganzheit wahr, nicht mehr als eine Zusammenstellung von verschiedenen Elementen oder Aspekten. „Maximen" beeinflussen nun die Arbeit. Maximen sind Tips oder Beschreibungen von Wahrgenommenem, die geübtes Handeln leiten, die nur von Kolleginnen mit ähnlichen Erfahrungen verstanden werden. Maximen beschreiben Nuancen, die von Situation zu Situation variieren und einem Anfänger unverständlich erscheinen.
> Beispielsweise geht es darum, ganz feine Veränderungen im Verhalten jenes Patienten zu erkennen, der jetzt zum Lernen seiner ... Alltagsfähigkeiten (die Autorinnen) bereit ist, es gestern aber noch nicht war. Dazu müssen Pflegende viele Menschen mit unterschiedlichster Bereitschaft zum Lernen gepflegt haben. Solche Maximen spiegeln die kleinen, aber wichtigen Unterschiede in komplexen Situationen wider. Handeln vorwiegend aufgrund von eigener Wahrnehmung, löst auf dieser Stufe das Handeln nach Plänen oder „ausgedachtem" Wissen ab. Situationen werden in Bezug auf längerfristige Ziele wahrgenommen, es besteht eine Perspektive, in der Wichtiges sich von Unwichtigem abhebt. Pflegende auf dieser Stufe lernen anhand von Fallstudien und durch das Erzählen von eigenen, herausragenden Pflegeerlebnissen. Solche Pflegeerlebnisse bleiben in der Erinnerung haften, weil daraus gelernt worden ist und sich die Praxis der Pflegenden aufgrund solcher Lernerfahrungen verändert hat und besser geworden ist.

Quelle: Zeitschrift „Krankenpflege" 8/93 Dreyfus-Benner-Modell/A. Kesselring

Wichtig ist hier, den Kompetenzzuwachs durch einen schriftlichen Nachweis (s. Kap. 6.2.1) zu verankern. Je kompetenter die Betreffenden werden, desto motivierter werden sie. Die anfängliche Anspannung lässt nach, und die Pflegepersonen wachsen mit sichtlichem Vergnügen in die Rolle der Gruppenleiter hinein.
Stufe 5: Zum bestehenden Fachwissen kommt hier die lange Erfahrung im Umgang mit psychisch kranken Menschen hinzu.

> **Stufe 5**
> **Erfahren, meisterhaft (Expert)**
> Auf dieser Stufe geschieht nochmals ein qualitativer Sprung. Pflegende haben hier mindestens fünf Jahre Erfahrung in der Pflege von Patienten in ähnlichen Situationen. Jetzt wird die Pflegende Teil der Situation, in der sie handelt. Sie steht nicht mehr außerhalb, gleichsam beobachtend, analysierend, sondern ist voll engagiert. Ihr Handeln ist nicht mehr abgestützt auf Regeln, Aspekte, Pläne oder Maximen, sondern ist stark intuitiv geleitet. Intuition wird von Benner und Tanner (1987) wie folgt definiert:

> „Intuition ist ohne theoretische (deduktive) Begründung. Sie ist eine menschliche Fähigkeit, die weder mystisch noch zufällig ist. Das intuitive Urteil ist es, welches ein meisterhaftes menschliches Urteil von Entscheidungen oder Rechnungen unterscheidet, wie sie von Anfängern oder Computern gemacht werden."
>
> Nach Dreyfus und Dreyfus finden sich im intuitiven Urteil sechs Elemente:
> 1. Erkennen von Mustern: Man erkennt Situationen wie man z. B. einen Menschen am Gang erkennt.
> 2. Ähnlichkeiten erkennen: Man unterscheidet Ähnliches von Unähnlichem wie man etwa Familienähnlichkeiten erkennt.
> 3. Verstehen durch den Gebrauch von gesundem Menschenverstand: Darunter ist eine tiefe Vertrautheit mit kulturellem Verständnis zu verstehen, etwa was es heißt, in unserer Kultur von anderen abhängig zu werden, oder mit...dem Stigma einer psychischen Krankheit... (die Autorinnen) zu leben.
> 4. Fähigkeiten des Know-how: Know-how steht hier für „wissen wie" im Gegensatz zu „wissen, dass" (...). Unter Know-how verstehen wir Fertigkeiten und Kenntnisse, die es ermöglichen, dass Handlungen fließend, gezielt und wirkungsvoll eingesetzt werden. Know-how steht im Gegensatz zu „wissen, dass" über oder von dem als theoretisches, allgemeines, jedoch nicht situationsspezifisches Wissen verstanden wird (...).
> 5. Sinn für das Wichtige, Herausragende: Das ist die Fähigkeit, sofort Wichtiges von Unwichtigem zu unterscheiden und Handlungen auf das Wichtige, das angegangen werden muss, auszurichten, ohne Verzögerung oder Umwege über Unwesentliches.
> 6. Überlegte Rationalität: In diesem Element des intuitiven Urteils findet sich solides, breites, zuvor erworbenes theoretisches Wissen sowie die Fähigkeit der deduktiven theoretischen Problemlösung. In Situationen, in denen sich intuitives Handeln als falsch oder nicht adäquat erweist – oft sind es neue Situationen oder solche, in denen sich die Pflegende getäuscht hat – muss sie zur rationalen Problemlösung gleichsam aus der Situation aussteigen und sie analytisch angehen.

Quelle: Zeitschrift „Krankenpflege" 8/93 Dreyfus-Benner-Modell/A. Kesselring

Die Praxisanleitung kann auch von erfahrenen und kompetenten Pflegepersonen oder Mentorinnen übernommen werden. Wichtig ist, dass diese Personen den aktuellen Leistungsstand einschätzen können und auf dem zeitgemäßen Stand ihres pflegerischen Wissens und Könnens sind.

„Es wird diskutiert, welche besonderen Unterweisungsstrategien sich aus Benners Arbeit ableiten lassen. Großer Wert wird auf die Vermittlung von Richtlinien gelegt, die es den fortgeschrittenen Anfängern ermöglichen, die an sie gerichteten Anforderungen zu erfüllen (...)." (Dolan in Benner 1994 S. 267)

6.2 Praxisberatung, Anleitung und Supervision

6.2.1 Kollegiales Coaching

Das Wort „Beratung" kommt von „raten" und bedeutet, sich geistig etwas zurechtlegen, etwas aussinnen. Die Begriffe Fürsorge und Abhilfe bezeichnen Methoden, die bei Lebensproblemen herangezogen werden. Das „Raten" bezog sich früher darauf, Zeichen und Runen zu deuten, das zu einem „Rätsel" führte (to read). Auch Veranstaltungen, Personen und Institutionen werden nach der Funktion des Deutens und Lesens von Zeichen/Situationen bezeichnet. Ein Rathaus, den Stadtrat und den Geheimrat gibt es, um Probleme zu lösen. Beraten ist also die Suche nach einer Antwort auf eine Frage oder eine Herausforderung in einer unbekannten oder problematischen Situation.

„Unter Coaching versteht man eine personenbezogene Beratung von Menschen in der Arbeitswelt, bei der sich Coach und „Klientin" wechselseitig ergänzen, wobei jeder vom anderen „lernt" und beide gemeinsam bestimmte Problemsituationen bearbeiten und sich dadurch ergänzen." (Heeg/Münch 1993)

Hier wird insbesondere auf das kollegiale Coaching durch erfahrene Kolleginnen bei der Leitung von Patientengruppen eingegangen. Für die Pflege ist es nicht unbedingt selbstverständlich, sich Schwächen einzugestehen, Unsicherheit und Betroffenheit zuzulassen. Umso schwieriger ist es, den Pflegenden verständlich zu machen, dass das Leiten von Gruppen erlernt werden muss. Zu Lernprozessen gehören Lernhilfen und Lernkontrollen. Das Wort Kontrolle ist sehr negativ besetzt, es erschreckt, da es sofort mit möglichen Sanktionen in Verbindung gebracht wird. Hinzu kommt noch: Sich von eigenen Kolleginnen kontrollieren zu lassen, ist für viele Krankenschwestern nicht akzeptabel – daher ist der Widerstand gegen eine interkollegiale Beratung sehr groß, sie wird nur selten umgesetzt.

Beim kollegialen Coaching in der Gruppenleitung geht es um:
- Lernen durch Erfahrung
- Alltagsroutine wird durch Kreativität und Phantasie ersetzt
- Fertigkeiten und Fachwissen werden erweitert
- Beziehungsgestaltung wird beobachtet und reflektiert
- Evaluationsmöglichkeiten werden kennen gelernt
- Theoretische Fortbildung wird sinnvoll ergänzt
- Selbsterkenntnis wird durch Konfrontation mit dem eigenen Verhalten und Handeln ausgeweitet
- Berufliches Handelns wird überprüft, indem konkrete Situationen hinterfragt und veranschaulicht werden
- Berufliches Handeln wird modifiziert, indem Lösungsstrategien und Alternativen entwickelt werden
- Interaktions- und Kommunikationsverhalten wird angepasst
- Routine wird überdacht, begründet oder verändert
- Sicherheit wird erreicht, indem neue Handlungsmöglichkeiten erprobt werden.

Dazu ist eine kompetente und erfahrene Person hilfreich, die ihr pädagogisches Können in den Beratungsprozess einfließen lässt und entsprechende Rückmeldung geben kann. In der Praxis bedeutet das: Die Gruppenleitung arbeitet mit der Gruppe in Gegenwart einer „Expertin"; im anschließenden Feedback wird das Gruppengeschehen beleuchtet und diskutiert. Es werden die richtigen Fragen gestellt und gemeinsam eine Lösung gefunden.

6.2.1.1 Argumente für das kollegiale Coaching

Probleme in der Organisation und Alltagsroutine einer Station, Umstrukturierungen, Innovationen aber auch eine allgemeine Unzufriedenheit mit dem Status quo – das sind Anlässe für eine interkollegiale Beratung. Bei der Leitung von Patientengruppen stellt sich mit der Zeit oft eine Routine ein, die den Wunsch weckt, daran etwas zu verändern. Dabei kommt es auf das Engagement der Pflegenden an, ihre Gruppenlandschaft lebendig zu erhalten. Denn das beeinflusst den Erfolg einer Neuerung. Die Teilnahme einer „Expertin" an einer Gruppe ermöglicht einen Blick von außen in die vorhandene Problematik; es erleichtert, das Problem zielgerichtet anzugehen. Die Tabelle 6.1 zeigt Beispiele zu einer schrittweisen Problemlösung.

6.2.1.2 Persönliche Bedingungen zur interkollegialen Beratung

Pädagogisches und didaktisches Grundwissen war kein Thema in der Grundausbildung. Um das berufliche Handeln zu reflektieren, muss sich die Krankenschwester kritisch mit sich selbst und dem Geschehen auseinander setzen. Das ist eine wichtige Voraussetzung, neue Tätigkeitsfelder für sich zu erschließen. Weiterhin ist es wichtig, bereit zu sein, menschlicher, verstehender und toleranter zu werden.

„Menschliches Verhalten ist begründet in der Annahme menschlicher Handlungsfreiheit und der Fähigkeit zur Selbstreflexion." (Steinbrucker 2000 S. 73)

Beim Coaching ist zu beachten: Fehler zeigen nicht nur die Bereiche auf, die noch erlernt werden müssen, sondern zeigen auch, welche „Fehlerkultur" im Team herrscht (Kap. 5.3). Es ist wichtig, dass die Lernende motiviert wird, weiter Gruppen zu leiten; sie muss erfahren, dass sie aus ihren Fehlern lernen kann.

Grundhaltung und Vorbildfunktion der Beraterin bzw. Praxisanleiterin
Menschen, die andere Menschen begleiten, anleiten und beraten müssen eine gereifte und gefestigte Persönlichkeit aufweisen. „Der Schlüssel zur Wirksamkeit sind **Gesamtverständnis** und die **Gesinnung**, kurz: die **Persönlichkeit** und der **Charakter** des

Tab. 6.1 Prozessbegleitung durch kollegiales Coaching

Situationen	Probleme	Vorgehen	Rückmeldung und Nachbesprechung
Unsicherheit in der Methodik und Gesprächsführung	Patienten sind verunsichert, keine klare Orientierung Demotivation des Pflegepersonals Tendenz, die Gruppe öfter ausfallen zu lassen oder ganz abzuschaffen	Durchführung der Gruppe begleiten und supervidieren Anhand von Beispielen, Möglichkeiten vorgeben Fortbildungsangebote Literatur	Trifft auf alle Situationen zu: **Retrospektive Betrachtung** Was war förderliches/ hinderliches Handeln im Gruppenverlauf? Was waren wirksame/ unwirksame Techniken?
Gruppenablauf chaotisch/ strukturlos	Fehlende Ergebnisse Strukturlastigkeit Patienten halten sich nicht an Gruppenregeln und sind leicht überfordert	Durchführung der Gruppe begleiten und supervidieren Einzel- oder Teamberatung Geeignete Moderationstechniken aufzeigen Gruppenziele überprüfen Gruppenregeln verdeutlichen	Was ist Ihnen aus Ihrer Sicht gut gelungen? Was hätten Sie im Nachhinein anders gemacht? **Prospektive Betrachtung** Welche Unterstützung benötigen Sie?
Insuffizienzgefühle der Gruppenleitung	Frustration Demotivation und Versagensängste Autoritätsverlust	Gruppe begleiten und supervidieren Empathische Beratung Ursachenanalyse Beraterin als Co-Leitung	Welche Alternativen gibt es für Ihr Vorgehen?
Neue Gruppe soll eingeführt werden	Wunsch nach Unterstützung und Ideenbeiträge konzeptuelle Unterstützung Klärung von Unsicherheit im Team	Unterstützung bei der Konzepterstellung Klären der Kompetenzen der Gruppenleitung Begleitung und Supervision der Gruppe	(Weiterführende Fragen im folgenden Text)

Coachens – sei es in einer Lernbeziehung, in einem Beratungszusammenhang, in einem Vorgesetzten-Mitarbeiter- oder Kollegen-Verhältnis." (Bayer 1995)

Die Praxisanleiterin transportiert das Wissen und die kulturellen Werte der Institution, in der sie tätig ist. Bei der Beziehungsgestaltung ist sie ein Vorbild und kennt die Wirkung ihrer Persönlichkeit.

6.2.1.3 Bedeutung der Gefühlswelten im kollegialen Coaching

Das gesamte Geschehen in einer Gruppe, insbesondere die Gefühlswelt, ist sehr komplex und lässt sich nur schwer beschreiben. Zufriedenheit, Stolz, Verunsicherung und Enttäuschung lassen sich meist nur zwischen den Zeilen erkennen. Die Beraterin muss durchschauen, was sich an seelischen und zwischenmenschlichen Vorgängen bei der lernenden Gruppenleiterin abspielt. Für einen konstruktiven Austausch ist es notwendig, den Gefühlen einen großen Platz einzuräumen. Das scheint auf den ersten Blick dem Anspruch auf Sachlichkeit zu widersprechen, dem ist aber nicht so. Denn bei allem was besprochen wird, schwingen die Gefühle der Pflegeperson mit – sie sind Ausdruck ihrer Intuition. Und intuitives Handeln bedeutet, dass die Pflegeperson aus einer bestimmten Wertgewissheit heraus handelt (Benner 1994). Intuitives Verhalten basiert auf allen persönlichen Erfahrungen und Begebenheiten, über die ein Mensch verfügt und hat deshalb ihre Berechtigung. Die lernende Gruppenleiterin beschreibt ihre Gefühle zur Situation in der Gruppe, erzählt ihre persönlichen Eindrücke und erklärt ihr Handeln. Folgende Fragen der Beraterin können einen Einblick in die Gefühlswelt der lernenden Gruppenleitung geben:

„Wie geht es Ihnen in diesem Augenblick, welche Gefühle bewegen Sie?"
„Was beschäftigt Sie im Augenblick, gibt es etwas, was Sie beunruhigt?"

6.2.1.4 Lernfortschritte sichtbar machen

Um das kollegiale Coaching möglichst effektiv und interessant zu gestalten, sollten sich die Beteiligten verschiedener Methoden bedienen. Ein **Lernprotokoll** z. B. erleichtert den Überblick über Fortschritte – die lernende Kollegin kann so ihren Zuwachs an Kompetenz verfolgen. Die schriftliche Auswertung der Lernerfolge macht den Beratungs- und Anleitprozess transparent und vermittelt der lernenden Person Sicherheit durch Überzeugung.

Als Lernprotokoll kann z. B. der Auswertungsbogen, der an der Klinik für Psychiatrie und Psychotherapie des Klinikums der Universität München entwickelt wurde (Tab. 6.2) verwendet werden. (Er kann nach eigenen Vorstellungen abgeändert wer-

Tab. 6.2 Einschätzungsbogen zum Kompetenzzuwachs in der Leitung von Patientengruppen

Selbsteinschätzung/ Fremdeinschätzung	5	4	3	2	1	0
Fachliches Wissen und Können	sehr gut	gut	zufrieden-stellend	lücken-haft	sehr schlecht	gar nicht
Kennen der Krankheiten/ Umgang	☐	☐	☐	☐	☐	☐
Krankheitsbedingte Einschränkungen (Stärken, Schwächen, Überspielen, Veralbern, Stören usw.)	☐	☐	☐	☐	☐	☐
Pädagogische Gewandtheit Kommunikative Kompetenz	sehr gut	gut	zufrieden-stellend	im Ansatz	sehr schlecht	gar nicht
Moderation	☐	☐	☐	☐	☐	☐
aktives Zuhören	☐	☐	☐	☐	☐	☐
zusammenfassen	☐	☐	☐	☐	☐	☐
regulierendes Eingreifen	☐	☐	☐	☐	☐	☐
Gespräch strukturieren	☐	☐	☐	☐	☐	☐
Sicherheit im Umgang mit Fragen	☐	☐	☐	☐	☐	☐
Umgang mit Patientenbeiträgen	☐	☐	☐	☐	☐	☐
Aktivierung	sehr gut	gut	zufrieden-stellend	mangelhaft	sehr schlecht	gar nicht
Motivierung	☐	☐	☐	☐	☐	☐
Anregung zum Gespräch/ Beiträgen	☐	☐	☐	☐	☐	☐
Spannungsbogen aufbauen	☐	☐	☐	☐	☐	☐
Methodenvielfalt	☐	☐	☐	☐	☐	☐
Beziehungen entstehen lassen	☐	☐	☐	☐	☐	☐
Aufbau von Emotionen **Lob und Anerkennung**	☐	☐	☐	☐	☐	☐
Einschätzung des Gruppenprozesses	sehr gut	gut	zufrieden-stellend	lücken-haft	sehr schlecht	gar nicht
Gruppenvereinbarung	☐	☐	☐	☐	☐	☐
Ziele formulieren und die Prioritäten setzen	☐	☐	☐	☐	☐	☐
Umgang mit Vielrednern	☐	☐	☐	☐	☐	☐
Umgang mit Schweigern	☐	☐	☐	☐	☐	☐

Tab. 6.2 (Fortsetzung)

Selbsteinschätzung/Fremdeinschätzung	5	4	3	2	1	0
Einhaltung der geplanten Schritte	immer	meistens	oft	manchmal	fast nie	nie
Pünktliches Beginnen und Beenden	☐	☐	☐	☐	☐	☐
Hinführen zum Thema (Gruppe abholen wo sie steht)	☐	☐	☐	☐	☐	☐
Klärung von Störungen (Störungen haben Vorrang)	☐	☐	☐	☐	☐	☐
Begründetes Abbrechen der Gruppe (bei entsprechend wichtigen Gründen)	☐	☐	☐	☐	☐	☐
Klares Beginnen und Beenden (zelebrieren)	☐	☐	☐	☐	☐	☐
Zusammenfassung ritualisieren	☐	☐	☐	☐	☐	☐
Flexibilität/Routine	immer	meistens	oft	manchmal	fast nie	nie
Festhalten an Standards und Skripten	☐	☐	☐	☐	☐	☐
Bedürfnisse der Patienten berücksichtigen	☐	☐	☐	☐	☐	☐
Wünsche erfragen, Mitentscheiden lassen (Wirkfaktoren: Mitentscheid, Mitverantwortung s. Milieu..)	☐	☐	☐	☐	☐	☐
Ressourcen der Patienten nutzen (Miteinbeziehen Protokollführung, Gesprächsleitung, vortragen…)	☐	☐	☐	☐	☐	☐
Gestaltung	immer	meistens	oft	manchmal	fast nie	nie
Anfangsphase	☐	☐	☐	☐	☐	☐
Aktivitätsphase	☐	☐	☐	☐	☐	☐
Beenden	☐	☐	☐	☐	☐	☐
Nachbereitung/Dokumentation	☐	☐	☐	☐	☐	☐
Rollenidentifikation	sehr gut	gut	zufriedenstellend	sehr lückenhaft	sehr schlecht	gar nicht
Fachliche Sicherheit	☐	☐	☐	☐	☐	☐
Selbstbewusstsein	☐	☐	☐	☐	☐	☐
Leitungsbewusstsein/Führung	☐	☐	☐	☐	☐	☐
Durchsetzungsvermögen	☐	☐	☐	☐	☐	☐
Struktur geben	☐	☐	☐	☐	☐	☐
Moderation	☐	☐	☐	☐	☐	☐
<u>Persönliche Reflexion</u> Stärken/Schwächen-Analyse						

den.) Dieser Einschätzungsbogen kann von der lernenden Krankenschwester vor und nach der Anleitung ausgefüllt werden. Dabei kann sie die eigenen Defizite im Wissen und Fähigkeiten erkennen und sich Kenntnisse und Fertigkeiten selbstständig erarbeiten. Um einen Verlauf sichtbar zu machen, sind mehrere Einschätzungen notwendig. In regelmäßigen Abständen geschieht eine Fremdeinschätzung durch die Trainerin.

6.2.1.5 Das Gespräch im kollegialen Coaching

Der wichtigste Teil im kollegialen Coaching ist das persönliche Gespräch zwischen der lernenden Krankenschwester und der Mentorin bzw. Praxisanleiterin. Eine professionelle Rückmeldung stellt an beide hohe Anforderungen. Auf der einen Seite muss die Pflegeperson, die ein Feedback bekommt, dies wollen und annehmen können. Auf der anderen Seite soll die Mentorin ausschließlich zu deren Verhalten in der Rolle als Gruppenleitung eingehen. Dabei muss das kritikwürdige Verhalten sehr differenziert ausgewählt werden. Entsprechend ist eine angstfreie und vertrauensvolle Form der Gesprächsführung zu wählen. „Infolge von Angst und Misstrauen verschlossenen Menschen sind lernunfähig. Aller Wissens- und Erfahrungsstoff prallt von ihnen ab. Sie können weder zuhören noch Informationen oder Anweisungen aufnehmen. Je angstfreier Gespräche geführt werden, umso eher sind die Beteiligten in der Lage, ihre Anliegen vorzubringen." (Rattner 1977 in Bayer 1995)

Ein Rückmeldegespräch soll stärken und motivieren sowie neue Ideen und Anregungen geben. Die lernende Gruppenleiterin soll ermutigt werden, in einer nächsten Patientengruppe das Neue anzuwenden. Dabei ist Lob ein ganz wesentlicher Motivationsfaktor, wobei pauschale Routinekomplimente zu vermeiden sind. Diese enthalten in der Regel kaum klare Informationen, aus denen eine Anfängerin für ihre neue Rolle als Gruppenleitung etwas lernen könnte.

Vorgehen im Beratungsgespräch
- Nehmen Sie sich mindesten 30 Minuten Zeit
- Führen Sie das Gespräch unmittelbar vor und nachdem die Gruppe beendet wurde
- Setzen Sie die Selbsteinschätzung der lernenden Gruppenleiterin an den Anfang und lassen Raum für die Schilderung ihrer Gefühle
- Erzählen Sie danach Ihre eigene Einschätzung
- Tauschen Sie konstruktiv Erfahrungen aus, indem alternative Handlungsmöglichkeiten erläutert werden
- Vereinbaren Sie neue Ziele, die im nächsten Gespräch überprüft werden können.

Gesprächsführung

- Wählen Sie eine Form der Gesprächsführung, die ein angenehmes Miteinander unterstützt
- Hören Sie aktiv zu, denn dabei konzentrieren Sie sich auf die Empfindungen Ihres Gegenübers
- Fassen Sie den Inhalt noch einmal mit eigenen Worten zusammen, ohne dabei zu bewerten
- Stellen Sie nach Möglichkeit offene Fragen
- Zeigen Sie auch durch Körpersprache Ihre Empathie und Professionalität (nonverbale Handlungen wie Verhalten, Gestik, Mimik)
- Benutzen Sie eine einfache Sprache und beachten Sie Klang, Tonfall, Lautstärke, Geschwindigkeit und Sprechrhythmus
- Akzeptieren Sie Pausen als eine Zeit, in der das Gesagte verarbeitet werden kann
- Bleiben Sie authentisch, damit schaffen Sie Vertrauen und Sicherheit
- Vermeiden Sie unbedingt ironische, überhebliche oder herablassende Äußerungen.

Umgang mit Kritik

Immer wieder müssen Probleme im Vorgehen und Verhalten der lernenden Gruppenleiterin angesprochen werden. Werden die „Fehler" von beiden Seiten als Erfahrungen verstanden, können beide damit offen umgehen. Die Gesprächsführung in kritischen Situationen erfordert eine fortlaufende „klimatische Überwachung" (Bayer ebd.) Ein klares Vorgehen unterstützt ein positives Gesprächsklima:

1. Schritt: Problembestimmung

Verschiedene Sichtweisen werden zu einem vorgebrachten Problem dargestellt und das Problem konkret beschrieben.

- Welche Gefühle und Gedanken spielen eine Rolle?

2. Schritt: Ursachen analysieren

Mögliche Bedingungen werden geklärt, die zu dem Problem führen könnten.

- Wann ist das Problem aufgetreten?
- Was ging ihm voraus?
- Was ist danach geschehen?

3. Schritt: Ziele formulieren und mögliche Lösungen bzw. Alternativen sammeln

- Welche Veränderungen sind anzustreben?
- Welche Lösungen sind brauchbar?

4. Schritt: Lösungen umsetzen
Notwendige Bedingungen schaffen, um die Lösungen umzusetzen. Die Durchführung muss organisiert werden.

5. Schritt: Durchführungskontrolle
Eine Evaluation/Würdigung erfolgt nach einer weiteren Anleitung

Weitere unterstützende Fragen des kollegialen Coachings
Durch gezielte Reflexionsfragen kann die Mentorin zur Weiterentwicklung und zum Wissenszuwachs der lernenden Gruppenleitung beitragen:
„Was ist Ihnen aus Ihrer Sicht gut gelungen?"
„Woran haben Sie erkannt, dass es Ihnen geglückt ist?"
„Welche Ihrer Stärken ist dabei zum Ausdruck gekommen?"
„Welche positive Reaktion konnten Sie bei sich feststellen?"
„Was hätten Sie im nachhinein gerne anders gemacht?"
„In welcher Situation haben Sie sich unwohl gefühlt?"
„Was hat Sie gehindert, anders zu handeln?"
„Welche Schwäche hat sich Ihnen gezeigt?"
„Welche Ängste werden hier spürbar?"
„Wie haben Sie an dieser Stelle reagiert?"
„Welche Alternativen gibt es für Ihr Vorgehen?"
„Wie sieht Ihr persönlicher Handlungsspielraum aus?"
„Was werden Sie beim nächsten Mal anders machen?"
„Welche andere Vorgehensweise wäre denkbar, welche Vor- und Nachteile erkennen Sie?"
„Mit welchen Problemen rechnen Sie bei einem veränderten Vorgehen?"
„Welche Unterstützung benötigen Sie?"
Theoretische Fortbildung
Austausch mit Kolleginnen
Weitere Anleitungen

Verhalten der Pflegeexpertin im Beratungsgespräch
Lassen Sie vorwiegend Ihre Gesprächspartnerin sprechen
Man kann nicht zuhören, wenn man spricht.

Sorgen Sie für eine entspannte Gesprächsatmosphäre
Zeigen Sie Ihrer Kollegin durch eine „erlaubende" Haltung, dass sie frei sprechen kann.

Signalisieren Sie Ihrer Kollegin, dass Sie zuhören möchten
Geben Sie durch entsprechende Mimik und Gestik Ihr Interesse an dem Gespräch zu erkennen. Sie hören zu, um zu verstehen.

Halten Sie Ablenkung fern
Verhindern Sie Störungen und sorgen Sie für eine ruhige Umgebung.

Stellen Sie sich empathisch auf Ihre Gesprächspartnerin ein
Versuchen Sie sich, in ihre Situation hineinzuversetzen und ihr Erleben, ihre Emotionalität und ihren Standpunkt zu verstehen.

Haben Sie Geduld
Lassen Sie sich ausreichend Zeit und unterbrechen Sie Ihre Kollegin nur durch Verständnisfragen.

Kontrollieren Sie Ihre eigenen Emotionen
Wenn Sie sich ärgern oder betroffen sind, fragen Sie nach, wie etwas gemeint ist und vermeiden Sie eigene Interpretationen.

Helfen Sie durch gezielte Fragen weiter
Ermutigen Sie Ihre Kollegin, wenn sie nicht weiter weiß. So können Sie das Gespräch auch lenken und vertiefen.

Üben Sie Zurückhaltung
Lassen Sie Sprechpausen entstehen als Zeit zum Nachdenken. So fühlt sich Ihre Kollegin nicht unter Druck gesetzt.

Zusammenfassung

Die Bedeutung eines interkollegialen Coachings kann innerhalb der Berufsgruppe Pflege nicht ignoriert werden. Es ist ein überprüfbares Instrument, das im weiteren Verlauf als Leistungsnachweis angesehen werden kann.

Ob sich das pflegerische kollegiale Coaching in einer Psychiatrischen Einrichtung etablieren kann, hängt u. a. davon ab, wie diese Einrichtung zu diesem Beratungskonzept steht. Die Haltung der Führungsebene hat dabei keinen unwesentlichen Einfluss. Alle müssen darin übereinstimmen, dass es ein Instrument zur Arbeitsgestaltung ist und in der psychiatrischen Pflege ein Standardverfahren wird. „Der Aufbau von Coaching-Kompetenz wird für die Arbeitswelt zum zwingend erforderlichen Sanierungskonzept." (Bayer 1995)

6.3 Supervision

Supervision kommt aus dem angloamerikanischen und heißt Überwachung, Kontrolle, Aufsicht. Supervidieren bedeutet im neuen Verständnis betrachten als Nichtbetroffene, „von oben hereinschauen", darüber sehen, begleiten und beraten.

Die Supervision ist eine berufliche Fach- und Praxisberatung durch eine entsprechend ausgebildete Supervisorin. In der Beratung handelt es sich dabei um eine gesteuerte tätigkeitsbezogene Selbstreflexion. Diese bewirkt eine Verbesserung in der Berufspraxis und führt dadurch zu einer erhöhten Arbeitszufriedenheit. Bei der Reflexion der Rolle als Gruppenleiterin ist Supervision zu verstehen „... als Aufsicht, als Form der Anleitung, der Praxisberatung und Arbeitskontrolle, durchgeführt von einer berufserfahrenen Fachkraft (...)." (Bauer/Gröning 1995)

Pflegepersonen befinden sich in einem Beruf, der ihnen auf lange Sicht eine hohe Arbeitszufriedenheit bringen kann, wenn die notwendige Unterstützung in Form einer Praxisberatung gewährt wird. In vielen Psychiatrischen Kliniken ist eine regelmäßige Beratung bzw. Supervision des Personals noch nicht selbstverständlich. Pflegepersonen, die nicht auf die spezifische Aufgabe in der Psychiatrie vorbereitet sind, erkennen häufig nicht die therapeutische Bedeutung ihrer Arbeit. Es fehlt ihnen einerseits das Instrument, pflegetherapeutische Erfolge zu bewirken, andererseits fehlt es an Einsicht und Motivation, sich diese Instrumente durch gezielte Fortbildungen oder entsprechende Literatur zu beschaffen.

Geraten Pflegekräfte in Konfliktsituationen, sprechen sie darüber im Team oder mit einzelnen Kolleginnen eher unbewusst und zufällig. Dabei werden die Gefühle meistens wenig berücksichtigt. Im Gegenteil: Sie sind unterschiedlichen Erwartungen ausgesetzt und müssen immer wieder ihre physische und psychische Spannkraft beweisen. Es gibt durchaus wirksame Methoden, mit beruflichen Anforderungen und Konfliktsituationen zurecht zu kommen, bevor es zu Resignation und innerer Kündigung kommt.

Der Mensch bewegt sich ständig innerhalb von vier „Spannungsachsen" (Abb. 6.4) und muss dabei stets neu entscheiden, auf welchem Punkt dieser Achse er sich bewegt.

1. Achse: **Verstand** ↔ **Gefühl**
2. Achse: **Macht** ↔ **Ohnmacht**
3. Achse: **Durchsetzen** ↔ **Loslassen**
4. Achse: **Ich** ↔ **Du**

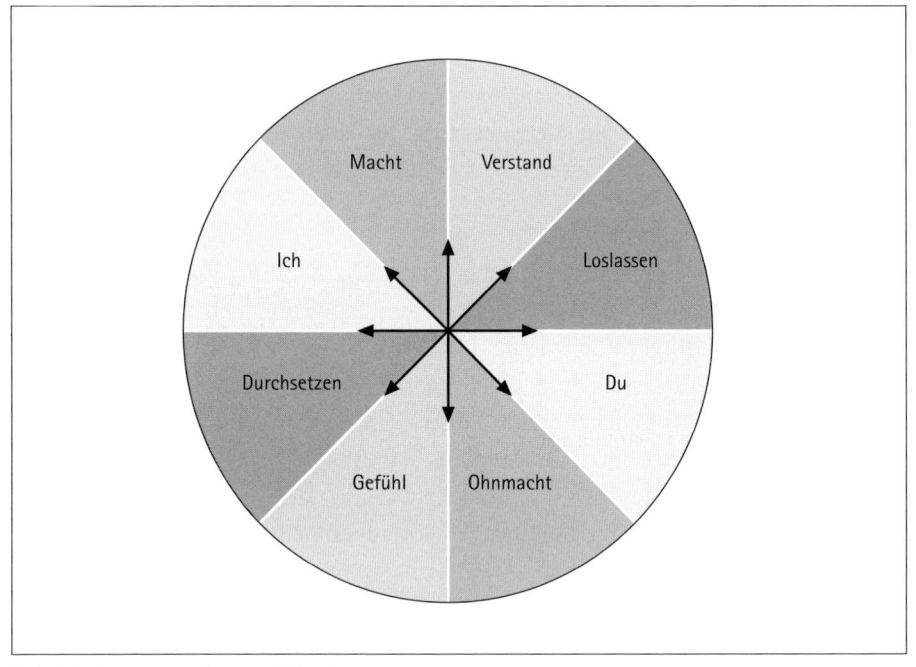

Abb. 6.4 Spannungsachsen nach Tondeur

Eine Gruppenleiterin muss fortlaufend ihre Haltung und Einstellung in Bezug auf die Gruppe ausbalancieren:

Die 1. Achse verdeutlicht die natürliche Ambivalenz, zwischen Gefühl und Verstand zu entscheiden.

Die 2. Achse zeigt, wie sie zwischen Macht und Ohnmacht bzw. Hilflosigkeit pendeln kann.

Die 3. Achse verdeutlicht die Schwankungen zwischen einem autoritären und Laisser-faire-Führungsstil.

Die 4. Achse veranschaulicht die Kunst der Beziehungsgestaltung innerhalb der Gruppe.

Eine Zunahme von Burnout-Signalen infolge von Über- oder Unterforderung durch eintönige Routine, müssen rechtzeitig erkannt und bearbeitet werden. Dabei bietet Supervision eine professionelle Unterstützung.

Mögliche Gründe für eine Supervision
- Unzufriedenheit mit der beruflichen Situation
- Suche nach Lösungen für bestimmte Probleme/Konflikte
- Wunsch nach Veränderung und Weiterentwicklung
- Einführung neuer Methoden, Strukturen oder Organisationsformen
- Fördernde und hemmende Strukturen erfassen
- Ziele setzen und klar definieren.

Von zentraler Bedeutung in der Supervision sind die Beziehungen im Miteinander: Mit Hilfe der Supervision können Pflegende ihre persönlichen Fähigkeiten und Möglichkeiten freilegen und erweitern sowie Grenzen des eigenen Handelns deutlich machen. Das verschafft immer Klarheit im Hinblick auf die Ziele der eigenen Arbeit und verdeutlicht Diskrepanzen zwischen Anspruch und Wirklichkeit bei allen Beteiligten.

7 Der Weg ist das Ziel

„Die Geschichte vom Wassermelonenjäger:

Es war einmal ein Mann, der sich verirrte und in das Land der Narren kam. Auf seinem Weg sah er die Leute, die voller Schrecken von einem Feld flohen, wo sie Weizen ernten wollten. „Im Feld ist ein Ungeheuer", erzählten sie ihm. Er blickte hinüber und sah, dass es eine Wassermelone war.

Er erbot sich, das „Ungeheuer" zu töten, schnitt die Frucht von ihrem Stiel und machte sich sogleich daran, sie zu verspeisen. Jetzt bekamen die Leute vor ihm noch größere Angst als sie vor der Melone gehabt hatten. Sie schrien: „Als nächstes wird er uns töten, wenn wir ihn nicht schnellstens loswerden!" und jagten ihn mit ihren Heugabeln davon.

Wieder verirrte sich eines Tages ein Mann ins Land der Narren, und auch er begegnete Leuten, die sich vor einem vermeintlichen Ungeheuer fürchteten. Aber statt ihnen Hilfe anzubieten, stimmte er ihnen zu, dass es wohl sehr gefährlich sei, stahl sich vorsichtig mit ihnen von dannen und gewann so ihr Vertrauen. Er lebte lange Zeit bei ihnen, bis er sie schließlich Schritt für Schritt jene einfachen Tatsachen lehren konnte, die sie befähigten, nicht nur ihre Angst vor Wassermelonen zu verlieren, sondern sie sogar selbst anzubauen." (Kopp 1999 S. 16)

Diese Parabel zeigt: Uns kann keiner die Angst vor dem Unbekannten nehmen, indem er die Gefahr für uns bannt. Es wäre allerhöchstens eine kurze Beruhigung, bis uns das nächste Unbekannte wieder einholt. Ängste zu bewältigen, geht über den Weg, sie schrittweise kennen zu lernen und sich mit dem Unbekannten auseinander zu setzen. Auch die genannten Veränderungen in der Psychiatrischen Pflege werden sich immer weiter entwickeln. Die Pflegenden sind gefordert, sich auf den Weg zu machen und sich **mit** den Veränderungen in der Psychiatrie weiter zu entwickeln. Der Schritt – Gruppen zu leiten – steht jetzt an. Wir wünschen hierzu viel Erfolg!

Literaturverzeichnis

Abderhalden A. Psychiatrische Krankenpflege und Soziotherapie. 1986, Kaderschule Aarau CH/Eigenverlag
Bachs, Lenz. Kommunikation und Pflege. 1998
Battegay R. Gruppenpsychotherapie und Gruppendynamik. 1969, Verlag für medizinische Psychologie im Verlag Vandenhoeck & Ruprecht
Bauer A, Gröning K. Institutsgeschichten Institutsanalysen. 1995, edition diskord
Bayer H. Coachingkompetenz. 1995, Ernst Reinhard Verlag
Bechtler H. Gruppenarbeit mit älteren Menschen. 1991, Lambertus
Benner P. Journal of Nursing Scholarchip. In: Stufen zur Pflegekompetenz. 1994, Hans Huber
Bernstein D, Borkovec Th. Entspannungstraining. 1997
Brockhaus Band 2, 1993, Bibliographisches Institut
Cavanagh St J. Pflege nach Orem. 1995
Christ J, Hoffmann-Richter U. Therapie in der Gemeinschaft. 1997
Clark C.C. Die Krankenschwester als Gruppenleiterin. 1980, Thieme
Cohn R. Es geht ums Anteilnehmen. 1989, Herder
Döring W K. Lehren in der Erwachsenenbildung. 1983, Beltz
Dörner K, Egetmeyer A, Koenning K. Freispruch der Familie. 4. Aufl. 1995, Ratscheag
Dörner K, Plog U. Irren ist menschlich. 1996, Psychiatrie Verlag
Eder R. Erzähl-Café. Facharbeit im Rahmen der Weiterbildung zur Krankenschwester für Psychiatrie an der Fachweiterbildung für Psychiatrische Pflege, München, 2000
Ehrig K. „Aktivitätsaufbau bei Depressionen". Facharbeit im Rahmen der Weiterbildung zur Krankenschwester für Psychiatrie an der Fachweiterbildung für Psychiatrische Pflege, München, 2000
Etymologisches Lexikon. 1992, Knaur
Flammer A. Einführung in die Gesprächspsychologie. 1997, Hans Huber
Goffman E. Asyle. 1973 Edition Suhrkamp
Goffman E. Interaktionsrituale Frankfurt a.M. 1986, Suhrkamp Taschenbuch
Groothuis R. Soziale und kommunikative Fertigkeiten. 2000, Hans Huber
Günther U, Sperber W. Handbuch für Kommunikations- und Verhaltenstrainer. 2. Aufl. 1995, Ernst Reinhardt
Harsdorf H, Raps W. Krankenpflegegesetz. 2. Aufl. 1991, C. Heymann Verlag
Heeg FJ, Münch J. Handbuch der Personal- und Organisationsentwicklung.
Heim E. Praxis der Milieutherapie. 1984, Springer
Hinsch H, Pfingsten R. Gruppentraining sozialer Kompetenzen (GSK). 3. Aufl. 1998, Beltz
Hoffmann K, Gassmann M, Marschall W. Psychiatrische Pflege im ambulant-komplementären Bereich. Abteilung Sozialpsychiatrie der Freien Universität Berlin, 2001, Projektarbeit
Hornung R. Psychologisches und soziologisches Grundwissen für Krankenpflegeberufe. 5. Auflage 1986, Psychologie Verlagsunion
Jansen B. Fallkonferenz Arbeitspapier im Rahmen eines Vortrags „Die Gruppe als Lebens- und Arbeitsraum des Menschen". 1999
Joppig W. Gruppenarbeit mit Senioren. 4. Aufl. 1996, Stam
Jungkunz G, Wallner A. Aufgaben psychiatrischer Pflege. 1996, Sommerberg
Kayser H. et al. Gruppenarbeit in der Psychiatrie. 2. Aufl. 1981, Thieme
Kistner W. Der Pflegeprozess in der Psychiatrie. 2. Aufl. 1994, Gustav Fischer
Klebert, Schrader, Straub. „Kurzmoderation". 2. Aufl. 1987, Windmühle Verlag
Klein I. Gruppen leiten ohne Angst. 1995
Knoll J. Kurs- und Seminarmethoden. 7. Aufl. 1997, Beltz
König C. Unterrichtsunterlagen zum Thema Genussgruppe. Klinikum München, 2000
Koopenhöfer E, Lutz R. Kleine Schule im Genießen – Genussmanual. Unterlagen des Genussworkshops Amorbach 1982
Kopp S. B. Triffst Du Buddha unterwegs... 22. Aufl. 1999, Fischer

Krista-Federspiel K, Lackinger I, Karger. Kursbuch Seele. 1996, Kiepenheuer & Witsch
Krüger, Veltin, Zumpe. Methoden der Gruppenarbeit in der therapeutischen Gemeinschaft. In: Gruppenarbeit in der Psychiatrie. 2. Aufl. 1981, Thieme
Langmaack B, Braune-Krickau M. Wie die Gruppe laufen lernt. 1987, Psychologische Verlagsunion
Lewin K, Lippitt R, White R.K. Experimentelle Untersuchungen des Gruppenlebens. In: „Wege der Forschung Band LXXII" „Entwicklung der Gruppendynamik". 1991, Wissenschaftliche Buchgesellschaft
Lewin K. Kultureller Wiederaufbau in Lösung sozialer Konflikte. 1953
Lutz, Koppenhöfer. Kleine Schule des Genießens. In: Genuß und Genießen. Zur Psychologie genussvollen Erlebens und Handelns. 1983, Beltz
Marmet O. Ich und du und so weiter. 4. Aufl. 1999, Beltz
Marriner-Tomey A. Krankenpflegetheoretikerinnen und ihr Werk. 1992, Recom
Martens J.U. Verhalten und Einstellungen ändern. 1998, Windmühle Verlag
Meleis. Domänen der Pflege und ihre pflegetheoretische Verankerung. In: Unterlagen der Fern-Fachhochschule Hamburg, 1999
Metzger M., Es war einmal...". Durchführung von Märchengruppen in der Pflege gerontopsychiatrischer Patienten. Facharbeit im Rahmen der Weiterbildung zur Krankenschwester für Psychiatrie an der Fachweiterbildung für Psychiatrische Pflege, München, 1999
Nefiodow Leo A. Der sechste Kondratieff. 4. Aufl. 1999, Rheinsieg Verlag
Psychiatrie-Personalverordnung, 1992, Kohlhammer
Rakel T. Psychiatrie-Pflege-Heute. 4. Aufl. 1998, Die Schwester/Der Pfleger
Rinne C. Implementierung und Durchführung von Pflegeberatungsveranstaltungen im Krankenhaus am Beispiel Verstopfung, pflegerische Empfehlungen und Präventivmaßnahmen zu einer gesunden Verdauung. Facharbeit im Rahmen der Weiterbildung zur Krankenschwester für Psychiatrie an der Fachweiterbildung für Psychiatrische Pflege, München, 2000
Roper N., Logan W., Tierney A. Die Elemente der Krankenpflege. 1987, Recom
Rotering-Steinberg S. Kollegiales Coaching. 1998
Sauter D. Experten für den Alltag. 1999, Psychiatrie Verlag
Schädle-Deininger H, Villinger U. Praktische Psychiatrische Pflege. 1996, Psychiatrie Verlag
Schindler R. Soziodynamik der Krankenstation in Gruppenpsychotherapie. 1957
Schnepp W., Schoppmann S., Scharf W., Wippermann R. Pflegeforschung in der Psychiatrie. 1997, Ullstein Mosby
Schulz von Thun F. Miteinander reden. Teil I u. II. 2. Aufl. 1990, Rohwolt
Sensburg B. Psychoedukative Gruppenarbeit als Aufgabe der Pflege. In: Experten für den Alltag. 1999, Psychiatrie Verlag
Simpson. H. Pflege nach Peplau. 1997, Lambertus
Station C4 Gruppenkonzept, Klinik für Psychiatrie und Psychosomatik des Klinikums der Universität München
Steinbrucker S. Die Bedeutung der Unternehmenskultur für Fusionen. Magisterarbeit Soziales Management, Fakultät für Sozialmanagement und Soziologie der Verwaltung, Fernstudium Management, Staatsuniversität Moskau, 2000
Toundeur E. Menschen in Organisationen. 1997, Paul Haupt Verlag
Vila J.L. Stationäre Gruppentherapie in Gruppenpsychotherapie und Gruppendynamik. 1969, Vandenhoek + Ruprecht
Villinger U. Das Pflegemodell von Dorothea Orem – brauchbar für die Psychiatrische Pflege?, Psych. Pflege 5, 1999
Wahrig G. Deutsches Wörterbuch. 2000, Bertelsmann
Walter G. Zum Pflegemodell von Hildegard Peplau. Psych. Pflege Heute 2, 1996
Watzlawick P., Beavin J. H., Jackson D. Menschliche Kommunikation. 8. Aufl. 1990, Hans Huber
Weinert A.B. Lehrbuch der Organisationspsychologie. 2. Aufl. 1987
Wörreshofer, Süddeutsche Zeitung 24./25. 2. 2001

Sachverzeichnis

A

Abgrenzung der pflegerischen Gruppenarbeit 6
Ablenkung von der Erkrankung 7
Ablösungsphase 14
Abwechslung 126
Aktivierung 19, 21
–, Möglichkeiten 122
– von Erinnerungen 7
Aktivitätsaufbau bei depressiven Patienten 76
Aktivitätsphase 132
Aktualität 125
Alltagsgruppe 24, 46
Alpha-Position 108 f.
Angehörige, früher 148
–, heute 148
Angehörigenarbeit 11
Angehörigengruppe 91
Antipathie 104
Anwärmaktivität 119
Arbeitstherapie 7
Aufgaben, psychologische 14
Ausbeutungsphase 13
Ausbildung 11
Ausdruck, individueller 19
Ausflug 49 ff.
Außenaktivitäten 49 ff.
Auswertung 30, 123
Auswertungsbogen 160
Authentizität 96
Autonomie 17 f.

B

Backgruppe 24, 51 ff.
Basteln 7
Bedürfnisse nach Peplau 14
Beenden 29
– einer Gruppe 132 ff.
Beendigungsphase 132
Begegnungen, Wirkungsweise 103
Beginnen 29, 132
– einer Gruppe 131 f.
Begrüßung 29
Beratung 14, 88 f.
–, Definition 156
–, interkollegiale 156 ff.
Beratungsgespräch 163
–, Verhalten 165

Beschäftigungstherapie 7
Beta-Position 109
Beurteilung, Kriterien 32
Beziehungen 95 ff.
–, gestalten 99 ff.
–, partnerschaftliche 100
–, zwischenmenschliche 99
Beziehungsarbeit 11
Bibliotherapie 8
Bilder 119
–, gemalte 122
Blickkontakt 125
Blitzlichtrunde 114, 133
Brainstorming 114, 133
–, visualisieren 121
Burnout 168

C

Case-Management 11
Coaching, kollegiales 153, 156 ff.
–, –, Definition 157
–, –, Gespräch 163
–, –, Prozessbegleitung 159

D

Dienst, ambulanter 10
–, komplementärer 10
–, sozialpsychiatrischer 10
Differenzierung, kognitive 73 ff.
Distanz 96
Distanzlosigkeit 127
Dokumentation 30 ff., 38
–, Ziele 43
Drehscheibe 113
Drohung 106
Du-Botschaften 105
Durchführung 29
Durchzählen 112
Duzen 125
Dynamik 125 f.

E

Echtheit 96
Edukation 107
Einschätzungsbogen 161
Einstellungen 104 f.

Einstiegsphase 132
Einzelbericht 119
Emotionen 105
Empathie 19
Empfänger 98 f.
Entspannungsgruppe 74 ff.
Erfahrungen 103, 105
Ergotherapie 7
Erzähl-Café 64 f.
Evaluation 30

F

Fachweiterbildung, Anleitung 152
Farbwahrnehmung 69
Feedback 134 ff., 163
–, indirektes 136
Forum 44 ff.
Fragen, geschlossene 126
–, motivierende 130
–, offene 126
–, unterstützende 165
Fraternisation 5
Freizeitgruppe 24 f., 131
Führungsstil 140 ff.
–, autoritärer 141 f.
–, demokratischer 142 ff.
–, Laisser-faire 142 ff.
– nach Lewin 142

G

Gamma-Position 109
Gedächtnistraining 73 ff.
Gefühle 104 f.
Gefühlswelt der Patienten 19
Gehirnjogging 73 ff.
Gemeinsames Singen 6
– Tun 6
Gemeinschaft, milieutherapeutische 18
Genussgruppe 66 ff.
Genussregeln 67
Gerontopsychiatrie 57
Gespräch, klärendes 107
Gesprächsführung 14, 164
Gesprächsgruppe 6
Gestaltungsgruppe 25
Gestik 126, 136
Gewohnheiten 102
Graffiti 119 f.
Großgruppe 3
Gruppe, Auswertung 30
–, beenden 132 ff.
–, beginnen 131 f.
–, Beurteilungskriterien 32
–, Definition 3
–, Dokumentation 30 ff., 38

–, Durchführung 29
–, Evaluation 30
–, gemeinschaftszentrierte 22
–, interaktionelle 96
–, Kerngedanke 4
–, Konflikte 101 f.
–, Koordination 26 ff.
–, milieutherapeutische 16, 43 ff.
–, Nachbereitung 30
–, patientenzentrierte therapeutische 22
–, pflegerische 6
–, Planung 27
–, Psychoedukation 66 ff., 122
–, Reflexion 30
–, Schema 43
–, Vorbereitung 28
–, Ziele 27
–, zusammenfassen 134
Gruppenaktivitäten 106
Gruppenarbeit, pflegerische, Abgrenzung 6
Gruppenbewusstsein 3
Gruppendynamik 3, 5, 96
Gruppengeschehen, Einflussfaktoren 97
Gruppenkohäsion 3
Gruppenkultur 108
Gruppenleitung 107
– als Beraterin 13
– als Ersatzperson 13
– als Führungsperson 13
– als Lehrerin 13
– als Ressource 13
–, Anforderungen 137
–, Fortbildungsbedarf 151
–, motivierendes Verhalten 124 f.
–, Rolle 13, 137 ff.
–, Schlüsselqualifikationen 150
–, Selbsteinschätzung 139
Gruppennormen 101
Gruppenprotokoll 42
Gruppenprozess 5, 97
Gruppentherapie 4
Gruppenwerte 101

H

Hören 69
Hospitalisierung 102

I

Ich-Botschaften 106
Ideensammlung 121
Identifikationsphase 13
Individueller Ausdruck 19
Informationen, bewerten 37
–, erfassen 31
–, mündliche 30

–, schriftliche 31
–, sortieren 36
–, speichern 36
–, überprüfen 37
–, weiterleiten 37
Informationsaustausch 18
Informationsgruppe 81
Informationsklarheit 18
Informationsverarbeitung 36
Informationswege 19
Integriertes Psychologisches Therapieprogramm 24
Interaktion 95 ff., 104
–, themenzentrierte 96
Interaktionsmodell nach Peplau 12
Interesse 126
Interpretieren 103 f.
Intuition 160

K

Kartenabfrage 119, 134
Kleingruppe 3, 112 f.
–, Bildung 112
Kochgruppe 24 f., 51 ff.
Kofferpacken 134
kognitive Differenzierung 73 ff.
Kollagen 122
Kollegiales Coaching 153, 156 ff.
–, –, Definition 157
–, –, Gespräch 163
–, –, Prozessbegleitung 159
Kommunikation 103
–, offene 18 f.
–, Schwierigkeiten 99
–, therapeutische 18
–, zwischenmenschliche 98
Kompetenz, soziale, Definition 140
Kompetenzerwerb, Benner-Modell 154 ff.
–, Definition 153
Kompetenztraining, soziales 24, 70 ff.
Konflikt 102
–, Definition 101
Kontakte, soziale 3
Krisen 100
Krisenmanagement 10
Kritik 136
–, Umgang 164
Kultur 102 f.
Kunsttherapie 7

L

Laisser-faire-Führungsstil 142 ff.
Langzeitwohngruppe 25
Leben in der Gemeinschaft 22 f.
Leistungsstufen 153

Leitungskompetenz 149 ff.
Lernen 136
– am Modell 13, 19, 21
–, erfahrungsbezogenes 5
–, soziales 19 ff.
Lernprotokoll 160
Lewin, Kurt 140
Literaturgruppe 8, 25, 57 ff.
Lob 136

M

Malen 7
Märchenarbeit 8
Märchengruppe 8, 57 ff.
Meeting 44 ff.
Menschenbild 138
Methoden nach Orem 15
Milieu, animierendes 24
–, betreuendes 25 f.
–, equilibrierendes 23 f.
–, reflektierendes 24
–, strukturierendes 23
Milieugestaltung 4, 7, 11, 16 ff., 24
– auf der Station 61 ff.
Milieutherapeutische Gemeinschaft 18
– Gruppen 43 ff.
– Wirkfaktoren 16 ff.
Milieutherapie 16, 26
Mimik 126, 136
Miteinanderleben 101
Mitentscheid 17, 29
Mitverantwortung 5, 17, 23, 29
Moderation, Definition 111
Moderatorin, Aufgaben 118
Motivationsförderung, Techniken 113
Musiktherapie 6

N

Nachbereitung 30
Nachricht, Aussagen 98
Nähe 96
Normen 105 f.
Nutzungsphase 13

O

Öffentlichkeit 106
–, kleine 122
Omega-Position 109 f.
Orem, Dorothea 15
Organismus-Gruppe 108
Orientierung 136
Orientierungsphase 13

Sachverzeichnis

P

Partizipation 17 f.
Patienten, dominierende 127
–, stille 127
Patientengruppe, s.a. Gruppe
–, Moderation 111 ff.
–, Zweck 4
Patient, früher 147
–, heute 147
Peplau, Hildegard 12
Persönlichkeit 104
Pflegeberatung 88 f.
Pflegemodelle 12 ff.
Pflege-Patienten-Beziehung, Phasen 13
Planung 27
Plenum 111
Prägung 103, 105
Praxisanleiterin 163
Presseschau 46 ff.
Primärgruppe 4
Progressive Muskelentspannung nach Jacobson 74 ff.
Protokoll 30
Prozess, dynamischer 108
–, gruppendynamischer 96
Prozessbegleitung 149
– durch kollegiales Coaching 159
Psychiatrie 9
– Enquete 8
– Personalverordnung 8
Psychiatrische Pflege 12
psychoedukative Arbeit 11
Psychologie 9
Psychosomatik 9
Psychotherapie 9, 12
Punktabfrage 119
Puzzle 112

R

Rangdynamik 108
Rangpositionen 108 ff.
Reagieren 104
Reaktion 103
Reflexion 19, 21, 30
Reflexionsfragen 165
Reformpädagogik 4
Reizfragen 119
Riechen 68
Rituale 102 f.
Rolle der Angehörigen 148
– der Führung 141
– des Patienten 147
– des Teams 144
Rollendivergenz 137
Rollenspiel 70 ff., 122, 124

Rollenverständnis 104
Rückmeldung 134 ff., 163
–, indirekte 136

S

Schema der Gruppen 43
Schmecken 69
Schuldgefühle 106
Schweigen 136
Schweiger, Umgang 130
Sehen 69
Selbstbestimmungsrecht 106
Selbstbild 135
Selbsterfahrung 14
Selbstoffenbarung 99
Selbstpflegeerfordernisse 15
Selbstpflegemodell nach Orem 15
Selbstreflexion 14, 167
Selbstsicherheitstraining 70 ff.
Selbstvertrauen 151
Selbstwert 135
Selbstwertgefühl 105 f.
Sender 98 f.
Sicherheit 151
Singen, gemeinsames 6
Sitzkreis 111
Sitzordnung 125
Somatische Therapie 12
Sonntagscafé 59 ff.
Sonntagsfrühstück 59 ff.
Soziale Kompetenz, Definition 140
Soziales Kompetenztraining 70 ff.
– Lernen 19
Sozialisation 104
Sozialpsychiatrischer Dienst 10
Soziotherapie 12
Spannungsachsen 167 f.
Spaziergänge 49 ff.
Spielgruppe 24, 53 ff.
Sprache 102
–, verständliche, Merkmale 124
Stationsversammlung 24, 44 ff.
Stimmung 126
Stimmungsbarometer 117
Stimulanz 125
Sucht 82
Suchtarten 83
Supervision 167 ff.
–, Definition 167
–, Gründe 169
Symbole 102 f.
Sympathie 104
Systematik 124

T

Tadel 106
Tagesplan 28
Tanzabend 7, 25, 55 ff.
Tanznachmittag 55 ff.
Tanztee 7
Tanztherapie 7
Tasten 69
Team, Definition 145
–, Konflikte 146
–, Rolle 144
–, therapeutisches 12, 145 f.
Themenzentrierte Interaktion 96
Therapeutisches Team 12, 145 f.
Training, kognitives 15, 46

U

Übertragung, Definition 102
Überzeugungen 104 f.
Übungsfeld, soziales 96
Unterforderung 22

V

Verbrüderung 5
Verhalten 104 f.
– in Gruppen 96 ff.
–, intuitives 160
Verständlichkeit 124
Vertrauensbildung 100
Vielredner 130
–, Umgang 127
Visualisieren 114
–, Hilfsmittel 116
–, Material 114
–, Regeln 115
Vorbereitung 28
Vorbild 21
Vorbildfunktion 158

W

Wahrnehmung 69, 103 f.
Watzlawick 98
Weiterbildung 11
Werte 105 f.
Wertschätzung 107, 126, 150
Wertvorstellungen 103
Wirkfaktoren, milieutherapeutische 16 ff.
Wochenplan 28, 77
Wohnheime 25
Wortspiele 102

Z

Zeitungsgruppe 24
Zeitungslesegruppe 46 ff.
Zeitungsschau 46 ff.
Zeremonien 102
Zettel ziehen 112
Zuhören 14
–, aktives 126
Zusammenfassen einer Gruppe 134